EL
MÉTODO

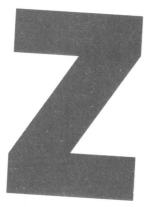

PARA
COMER
BIEN

LUIS A. ZAMORA

EL MÉTODO

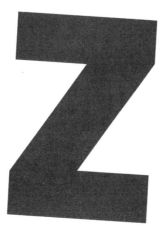

PARA
COMER
BIEN

No cuentes calorías:
¡haz que las calorías cuenten!

Rocaeditorial •

Nota: No dejes de tomar la medicación que te haya prescrito el médico. Y, sobre todo, infórmale de todos los cambios que vas a ir haciendo en tu alimentación. Son tantos los trastornos y las enfermedades que pueden influir en cómo tienes que comer, que lo mejor siempre, antes de hacer ningún cambio, es hablar con tu profesional de la salud de referencia. En este libro vamos a ir instaurando las recomendaciones generales de alimentación que vienen recogidas en las guías alimentarias, elaboradas por sociedades científicas y de profesionales, pero no por ello sustituye nunca el consejo y seguimiento de un profesional.

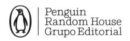

Penguin
Random House
Grupo Editorial

Primera edición: septiembre de 2024

© 2024, Luis A. Zamora
© 2024, Roca Editorial de Libros, S. L. U.
Travessera de Gràcia, 47-49. 08021 Barcelona
Diseño de las tablas: Eva Arias

Printed in Spain – Impreso en España

ISBN: 978-84-19743-99-2
Depósito legal: B-10377-2024

Compuesto en Grafime, S. L.

Impreso en Unigraf
Móstoles (Madrid)

RE 43992

A Santiago, Luisa, Severiano y Fermina.
Mis cuatro ángeles de la guarda

ÍNDICE

Introducción

¿Qué es el método Z?

> Es mejor cojear por el camino que avanzar
> a grandes pasos fuera de él.
> SAN AGUSTÍN (354-430 d.C.)

Ya sabes el qué, ahora toca el cómo

Si tienes este libro entre tus manos es porque quieres cambiar tu alimentación. Puede que comas mejor o peor, pero algo hay que no estás haciendo todo lo bien que sabes que podrías. Seguramente, también sabrás ya que cambiar hábitos no es fácil. La alimentación, más allá de lo que ponemos en el plato, afecta a muchas esferas de nuestra vida: desde cómo nos identificamos como personas, hasta nuestra vida social y nuestro día a día.

Si no comes bien todavía, no es por falta de información. Vivimos en la era de la información. La alimentación y, en general, la salud, son un tema recurrente en casi todos los medios.

Pero no es lo mismo saber *qué* debemos comer que **cómo debemos comer**. De la teoría a la práctica, este es el paso que muchas veces falla. La clave está en cómo lograr el cambio.

Este libro NO es...

- **Un remedio universal** para todo el mundo. Cada cual tiene unas condiciones, un ritmo de vida diferente, una edad, sexo, actividad física, etc. Para un plan de alimentación *totalmente* personalizado, tendrías que acudir a un profesional de la alimentación. Aquí tienes lo más parecido que encontrarás en un libro, eso sí, a una consulta adaptada.
- **Un remedio rápido.** Los hábitos alimentarios tardan en asentarse, como es normal. Y aquí vamos a mejorar de forma progresiva y realista. Por eso funciona.
- **Un libro que necesite de fuerza de voluntad.** Olvídate de eso: todo lo que nos rodea influye en cómo comemos, y a menudo no depende de nosotros. Aquí vamos a adaptarnos al entorno, a nuestra vida real, y no al revés.

Esto SÍ es el método Z

Una guía. **Un mapa para conseguir, de una vez por todas, cambiar tu alimentación,** pero de una manera sencilla, tranquila, pausada y disfrutando del cambio. Un diario, incluso, al que acudir para aprender cómo poner en práctica lo que ya sabes.

A la hora de escribir este libro, me he basado en mi experiencia con pacientes: personas que han cambiado su forma de alimentarse y que me han retado con sus barreras y problemas diarios.

Algo que aprendí, y que ahora comparto contigo, es que **cambiar nuestra alimentación puede ser un viaje más o menos largo, pero no es cosa de un día, ni de dos.** Y como todos los grandes viajes, se hacen **por etapas,** es decir, parando y asentando cada cambio que vamos incluyendo en nuestros hábitos.

Dividir el gran objetivo en objetivos pequeños siempre es

buena idea. Pequeñas metas que te acabarán llevando al final del camino. Ir haciendo cambios progresivos hasta que, casi sin darte cuenta, tu forma de convivir con la comida haya cambiado. Este libro, más que para leerlo, es para vivirlo.

No se trata de dejar de comer mal, sino de empezar a comer bien, centrarnos en aquello que no comemos lo suficiente antes de eliminar alimentos o cantidades de nuestra alimentación.

¿Cómo se lee el método Z?

Este libro no está planteado para que te sientes a leerlo del tirón. **Debe acompañarte durante las próximas semanas.** En este viaje, **cada capítulo representa un pequeño cambio** en tu forma de comer, de manera que, semana a semana, reto a reto, cambiemos el cómo nos alimentamos.

Hasta que no domines un cambio, no pases al siguiente. De nada sirve correr si no hemos aprendido a andar antes. No sirve agobiarnos con varias cosas para, al final, no lograr ninguna de ellas.

Conseguir pequeños logros te dará fuerzas para continuar con el siguiente reto, comenzando por lo que falta en tu alimentación, para terminar con lo que sobra o lo que hay que reducir. Destierra el «me tengo que quitar de…»: eso sucederá solo. **Comer bien no debe significar renunciar a nada.** Más bien debe ser siempre sinónimo de aprender a disfrutar de otros alimentos.

LUIS ALBERTO ZAMORA

1
Analizar antes de empezar

No hay ningún viento favorable para el que no sabe a qué puerto se dirige.

ARTHUR SCHOPENHAUER (1788-1860)

Según varios estudios, una de las principales causas de que no cumplamos nuestro propósito cuando queremos cambiar y mejorar nuestra alimentación es la falta de concreción en nuestros objetivos. En el momento en que preguntas a la gente qué desea conseguir cuando te expresa su intención de cambiar su alimentación, la respuesta se puede resumir en: «Comer mejor».

Pero este «comer mejor» es tan poco concreto que se convierte en un cajón de sastre, y cuando ahondas y preguntas qué entiende tu interlocutor por «comer mejor», aparecen diferentes objetivos muy diferentes entre sí: perder peso, comer más verduras, reducir la cantidad de azúcar o disminuir la cantidad de veces que pide comida para llevar o consume platos preparados.

Por eso, antes de empezar a hacer cambios en nuestro menú diario, debemos ser conscientes de varios puntos importantes, como:

- por qué quiero este cambio,
- cuál es mi objetivo de una manera lo más cuantitativa posible, y
- qué cosas no estoy haciendo del todo bien (y de algunas ni siquiera era consciente).

¿Por qué quiero un cambio?

Es momento de reflejar por escrito el motivo que te ha hecho comprar este libro, iniciar un cambio, la razón de que te hayas planteado mejorar tu forma de comer y qué pretendes conseguir con ello. De una manera concreta y realista. Tratando de evitar el manido y simple «adelgazar» o «estar más sano».

Seguro que hay otros muchos motivos: vivir mejor, evitar enfermedades, poder seguir jugando con tus hij@s/niet@s, etc. Escribe aquí por qué quieres hacer el cambio y para qué quieres hacerlo. Así podrás reflejar tus motivaciones y, cada vez que flaqueen las fuerzas o te cueste seguir el camino que vamos a comenzar juntos, releer tus motivos y redescubrir qué fue lo que te hizo decidir que querías cambiar lo que pones en el plato y la forma en que cuidas tu cuerpo.

QUIERO CAMBIAR MI ALIMENTACIÓN
PORQUE...
PARA...

¿En qué punto estás con tu alimentación?

Toda meta tiene un punto de salida. Y entre ambos hay una distancia más o menos larga. Pero antes de emprender el recorrido, siempre hay que saber desde dónde se empieza y dónde se termina.

A la hora de cambiar nuestros hábitos alimentarios pasa exactamente lo mismo. Primero debemos descubrir y ser conscientes de cómo estamos comiendo, y después, establecer qué meta queremos conseguir y saber cuál es el camino que queremos recorrer, así como lo largo que es.

Por ello, lo primero que vamos a hacer es apuntar lo que comemos durante tres días, para después poder analizarlo. A continuación vas a encontrar una plantilla con la información que deberás ir recogiendo y las instrucciones para hacerlo correctamente.

INSTRUCCIONES

- Apunta todo lo que comes y bebes durante 3 días consecutivos, intentando que los días sean un jueves, un viernes y un sábado de una semana normal, sin eventos especiales como celebraciones.
- Trata de no cambiar nada de lo que sueles hacer normalmente. Debes poder analizar tu alimentación normal, la que sueles hacer.
- Cronometra cuánto tiempo tardas en hacer cada comida y apúntalo también.
- No olvides incluir lo que consumas fuera de las comidas principales, como los picoteos, snacks y entre horas.
- Apunta también las bebidas, incluyendo el agua, refrescos, infusiones o bebidas alcohólicas, tanto dentro de las comidas como también entre horas.
- Una vez que hayas terminado los 3 días de registrar lo que comes y bebes, realiza el test que tienes más adelante en el libro (ver p. 21).

JUEVES

Toma	Alimentos consumidos	Forma de cocinado	Bebidas	N.º de vasos
Desayuno *Hora:* *Tiempo empleado:* *Lugar de consumo:*				
Media mañana *Hora:* *Tiempo empleado:* *Lugar de consumo:*				
Comida *Hora:* *Tiempo empleado:* *Lugar de consumo:*				
Merienda *Hora:* *Tiempo empleado:* *Lugar de consumo:*				
Cena *Hora:* *Tiempo empleado:* *Lugar de consumo:*				
Picoteo y entre horas *Hora:* *Tiempo empleado:* *Lugar de consumo:*				
Picoteo y entre horas *Hora:* *Tiempo empleado:* *Lugar de consumo:*				

VIERNES

Toma	Alimentos consumidos	Forma de cocinado	Bebidas	N.º de vasos
esayuno ra: mpo empleado: gar de consumo:				
edia mañana ra: mpo empleado: gar de consumo:				
omida ra: mpo empleado: gar de consumo:				
erienda ra: mpo empleado: gar de consumo:				
ena ra: mpo empleado: gar de consumo:				
coteo y entre oras ra: mpo empleado: gar de consumo:				
coteo y entre oras ra: mpo empleado: gar de consumo:				

SÁBADO

Toma	Alimentos consumidos	Forma de cocinado	Bebidas	N.º de vasos
Desayuno Hora: Tiempo empleado: Lugar de consumo:				
Media mañana Hora: Tiempo empleado: Lugar de consumo:				
Comida Hora: Tiempo empleado: Lugar de consumo:				
Merienda Hora: Tiempo empleado: Lugar de consumo:				
Cena Hora: Tiempo empleado: Lugar de consumo:				
Picoteo y entre horas Hora: Tiempo empleado: Lugar de consumo:				
Picoteo y entre horas Hora: Tiempo empleado: Lugar de consumo:				

¿Cómo es tu alimentación?

Ahora que has ido apuntando todo lo que has comido y bebido en estos tres días, es hora de ver cómo te alimentas.

Te preguntarás por qué has tenido que registrar específicamente un jueves, un viernes y un sábado. ¡Fácil! Los jueves son días entre semana en los que no suele haber tantos planes, aún estamos con las obligaciones cotidianas y nuestro menú acostumbra a ser un reflejo del resto de la semana. Los viernes son un poco más raros, porque la primera mitad del día solemos seguir con nuestras obligaciones, pero en la segunda es habitual cambiar la alimentación y los hábitos porque comienza el fin de semana. Los sábados la manera de comer suele ser diferente a la de los días laborables, de modo que podrás hacerte una idea de cómo comes cuando no tienes tantas obligaciones o son días festivos.

Para conocer cuál es tu punto de partida para el cambio en el resto de los capítulos, vamos a analizar cuántas veces y cuántas raciones consumes de algunos grupos de alimentos. Responde las siguientes preguntas revisando tu registro de comidas de estos días con **la respuesta que más se parezca** a lo que has hecho estos días.

¿Cómo es tu alimentación?

1. **¿Cuántas piezas de FRUTA comes CADA DÍA?**

   a. Ninguna o 1 pieza de fruta. ☐
   b. Entre 1 y 2 piezas de fruta. ☐
   c. 2 o más piezas de fruta. ☐

2. ¿Cuántos platos de VERDURA comes CADA DÍA?

    a. Normalmente no como verdura, salvo algún día o en alguna guarnición. ☐

    b. Al menos 1 vez al día como un plato de verdura, y a veces algo en alguna guarnición. ☐

    c. Al menos dos platos de verdura cada día, además de algunas guarniciones. ☐

3. ¿Cuántas raciones de PATATAS y CEREALES (tipo arroz, pasta, pan, harinas, etc.) comes CADA DÍA? (No te olvides de las guarniciones, el pan de las comidas y las medias mañanas y meriendas con bocadillos y similares).

    a. Más de 5 raciones al día. ☐

    b. Entre 3 y 5 raciones al día. ☐

    c. Menos de 3 raciones al día. ☐

4. ¿Cuántas raciones de CEREALES <u>INTEGRALES</u> (incluyendo arroz, pasta, harina integral, etc.) comes CADA DÍA?

    a. Ninguna, como siempre cereales blancos/refinados. ☐

    b. Menos del 50 por ciento de las raciones de cereales que como cada día. ☐

    c. Más del 50 por ciento de las raciones de cereales que como cada día. ☐

5. Si incluyes lácteos en tu dieta, ¿cuántas raciones de LÁCTEOS (un yogur, un vaso de leche, una cuña de queso) consumes CADA DÍA? (Echar leche a un café o una infusión no cuenta como una ración, sino como media).

   a. 1 ración o menos al día. ☐
   b. Entre 1 o 2 raciones al día. ☐
   c. Más de 2 raciones al día. ☐

6. ¿Cuántas raciones de ACEITE y GRASAS (incluyendo mantequilla, margarina, aguacate, aceite de oliva y otros aceites como girasol o maíz) consumes CADA DÍA? (Una ración es, aproximadamente, una cucharada sopera).

   a. No lo suelo contar o no me fijo cuando echo aceite o grasas a las comidas. ☐
   b. 4 raciones o menos. ☐
   c. Más de 4 raciones. ☐

7. Del aceite que usas, ¿cuántas raciones son de ACEITE DE OLIVA VIRGEN o VIRGEN EXTRA CADA DÍA?

   a. No uso aceite de oliva. ☐
   b. Menos del 50 por ciento de las raciones de aceites y grasas. ☐
   c. Más del 50 por ciento de las raciones de aceites y grasas. ☐

8. **¿Cuántas raciones de LEGUMBRES comes A LA SEMANA?**

    a. Ninguna. ☐

    b. 1 vez a la semana, y no todas las semanas. ☐

    c. Entre 1-2 veces a la semana, casi todas las semanas. ☐

9. **Basándote en tu registro, ¿cuántas raciones de CARNE BLANCA (pollo, pavo, conejo) y HUEVOS comes A LA SEMANA?**

    a. Todos los días, más de 2 raciones. ☐

    b. Todos los días, 1-2 raciones. ☐

    c. No todos los días. Algún día 1 ración y otros más de 1 ración. ☐

10. **¿Cuántas raciones de CARNE ROJA (cerdo, ternera, pato, cordero, buey, carne de caza) comes A LA SEMANA?**

    a. Casi todos los días. ☐

    b. Más de 2-3 veces a la semana. ☐

    c. 1-2 veces a la semana o menos. ☐

11. **¿Cuántas raciones de EMBUTIDOS (incluyendo el jamón serrano) comes A LA SEMANA?**

    a. Casi todos los días. ☐

    b. Más de 2-3 veces a la semana. ☐

    c. 1-2 veces a la semana o menos. ☐

12. **¿Cuántas raciones de PESCADO (incluyendo conservas como latas de atún, sardinas, etc.) comes A LA SEMANA?**

    a. Nunca o 1-2 días a la semana. ☐

    b. 2-3 veces a la semana. ☐

    c. Todos los días al menos una vez. ☐

13. **De las veces que comes pescado a la semana, ¿cuántas raciones de PESCADO AZUL (salmón, sardinas, atún, boquerones, anchoas, cazón, caballa, pez espada, etc.) comes A LA SEMANA?**

    a. Ninguna. ☐

    b. Más del 50 por ciento de las veces que como pescado. ☐

    c. Menos del 50 por ciento de las veces que como pescado. ☐

14. **De las veces que comes pescado a la semana, ¿cuántas raciones de PESCADO BLANCO (merluza, lenguado, bacalao, pescadilla, etc.) comes A LA SEMANA?**

   a. Ninguna. ☐

   b. Menos del 50 por ciento de las veces que como pescado. ☐

   c. Más del 50 por ciento de las veces que como pescado. ☐

15. **¿Cuántas raciones de ALIMENTOS RICOS EN AZÚCAR (bollería, galletas, postres azucarados, etc., incluyendo las cucharillas de azúcar que añades a bebidas y alimentos) consumes CADA DÍA?**

   a. Todos los días, al menos 1 o 2 veces. ☐

   b. Casi todos los días, al menos 1 o 2 veces. ☐

   c. De vez en cuando, más los fines de semana, al menos 1 o 2 veces. ☐

16. **¿Cuántas raciones de PLATOS PREPARADOS y COMIDA PARA LLEVAR (hamburguesas, pizza, sushi, kebab, etc.) comes A LA SEMANA?**

   a. Más de 3 veces a la semana. ☐

   b. Entre 1 y 3 veces a la semana. ☐

   c. Los fines de semana, al menos 1 vez. ☐

17. ¿Cuántos vasos de AGUA bebes CADA DÍA?

    a. No suelo beber agua, consumo otras bebidas como refrescos, incluidos los light o sin azúcar. ☐

    b. Cuando me acuerdo o me entra sed. ☐

    c. Al menos 4 vasos de agua, fundamentalmente durante las comidas. ☐

18. ¿Cuántos vasos de REFRESCOS y BEBIDAS NO ALCOHÓLICAS (excepto agua) bebes CADA DÍA?

    a. Todos los días, más de 1 vaso. ☐

    b. Casi todos los días, 1 o 2 vasos. ☐

    c. No suelo tomar, o solo los fines de semana 1 o 2 vasos. ☐

19. ¿Cuántos vasos de BEBIDAS ALCOHÓLICAS (cerveza, vino, destilados, etc.) bebes CADA DÍA? (Si no bebes alcohol en absoluto, perfecto: ¡puedes saltarte esta pregunta!).

    a. Todos los días, al menos 1 cerveza o 1 vaso de vino, y los fines de semana también algún combinado de bebidas destiladas o licores. ☐

    b. Fundamentalmente los fines de semana, al menos 1 cerveza o 1 vaso de vino, además de algún combinado de bebidas destiladas o licores. ☐

c. No bebo alcohol a menudo, pero si lo hago, son 1-2 cervezas o vasos de vino, o al menos un combinado de bebidas destiladas o licores. ☐

20. ¿Cuánto tardas en DESAYUNAR CADA DÍA?

a. Menos de 5 minutos. ☐
b. Entre 5 y 10 minutos. ☐
c. Entre 10 y 15 minutos. ☐

21. ¿Cuánto tardas en COMER CADA DÍA?

a. Entre 5 y 10 minutos. ☐
b. Entre 10 y 15 minutos. ☐
c. Entre 15 y 20 minutos. ☐

22. ¿Cuánto tardas en CENAR CADA DÍA?

a. No suelo cenar o menos de 10 minutos. ☐
b. Entre 5 y 10 minutos. ☐
c. Entre 10 y 15 minutos. ☐

23. ¿Cuántos alimentos FRITOS, EMPANADOS y REBO-ZADOS comes A LA SEMANA? (Incluye las comidas preparadas y las comidas fuera de casa o para llevar).

a. Todas las semanas, al menos 2 veces. ☐
b. Casi todas las semanas, al menos 2 veces. ☐
c. Alguna semana, al menos 1 o 2 veces. ☐

24. ¿Cuántas veces comes alimentos preparados A LA PLANCHA, AL HORNO, AL VAPOR, COCIDOS o GUISADOS CON VERDURAS A LA SEMANA?

    a. No suelo comerlos, menos de 2 veces a la semana. ☐

    b. Entre 2 y 4 veces a la semana. ☐

    c. Más de 4 veces a la semana. ☐

¿Cuántas respuestas de cada letra has contestado?

Después de contestar todas las preguntas, te preguntarás cuál es el diagnóstico de tu alimentación. Seguramente, al ir respondiendo algo te habrá empezado a chirriar. Y hay cosas que ya sabías que tienes que cambiarlas. Anota el número de respuestas en el cuadro inferior:

	N.º DE RESPUESTAS
RESPUESTAS A	
RESPUESTAS B	
RESPUESTAS C	

Y el resultado es...

Ahora vamos a descubrir en qué punto estás con tu alimentación en función de la letra con el mayor número de respuestas. ¿En qué nivel estás ahora mismo?

1. Mayoría de respuestas A

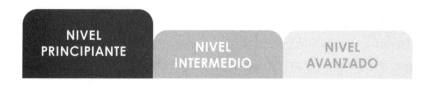

Es verdad que hay cosas que mejorar en tu alimentación. Las respuestas A se alejan mucho de las recomendaciones de alimentación saludable. Pero la buena noticia es que va a ser fácil ir mejorando tu alimentación a partir de pequeños cambios que, poco a poco, te irán acercando a una dieta mucho más saludable.

2. Mayoría de respuestas B

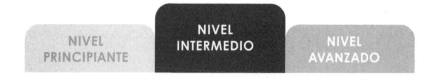

Haces cosas bien, otras no tanto, y aún tienes margen de mejorar tu alimentación. Verás que solo necesitas un esfuerzo adicional a lo que ya haces para acercarte a una alimentación más equilibrada y saludable.

No te desesperes porque lo iremos haciendo poco a poco y

con cambios sencillos que te ayudarán a alcanzar el siguiente nivel en tus hábitos.

3. Mayoría de respuestas C

NIVEL PRINCIPIANTE	NIVEL INTERMEDIO	NIVEL AVANZADO

Tu alimentación y tus hábitos son buenos. Lo más seguro es que ya hicieras cambios en tu alimentación y que tu menú sea bastante equilibrado, pero podemos darle un empujón y afinar algunas cosas para que tu dieta sea un poco más completa y corregir pequeñas desviaciones y errores de una manera fácil y progresiva.

¿QUÉ PASA SI HAY EMPATE?

Puede ocurrir que tengas el mismo número de respuestas de dos letras. Eso quiere decir que con algunos alimentos lo haces mejor que con otros. Lo ideal sería que empezaras a hacer los cambios que apuntamos en este libro a partir del nivel menor que te haya salido (amateur o intermedio). Y cuando los tengas asumidos, empieces el reto del nivel siguiente. Esto no es un examen ni una carrera de fondo. Es importante que recuerdes que el objetivo es mejorar tu alimentación y, con ello, tu salud, por lo que a todo cambio para bien, sea del nivel que sea, tu cuerpo siempre le va a dar la bienvenida.

2
Hijos de la fruta

Los placeres son como los alimentos:
los más simples son aquellos que menos cansan.
JOSEPH SANIAL-DUBAY (1754-1817)

Como he avanzado en el primer capítulo, los primeros cambios para mejorar nuestra alimentación pasan por empezar a comer bien, es decir, en incluir en nuestro día a día aquellos alimentos que más nos acercan a un patrón de alimentación saludable, los que si consumimos en una óptima cantidad nos permiten aportar a nuestro cuerpo todo lo que necesita de la mejor forma posible.

El primer grupo de alimentos que vamos a trabajar son las frutas. Antes de fijarnos en cuánta grasa o azúcares añadidos consumimos, vamos a empezar por hacer unos buenos cimientos en nuestra alimentación.

Además, el hecho de meter frutas en nuestras comidas nos ayudará a desplazar otros alimentos que estaban ocupando su lugar y no aportan, ni de lejos, los nutrientes de estas.

El complemento más natural

Uno de los principios que me gusta enseñar a quienes empiezan en el proceso de cambio de hábitos alimentarios es el de densidad nutricional.

Saber cuántos nutrientes aporta cada caloría que comes,

cada bocado, cada alimento que pones en tu plato. Si hay un grupo de alimentos que aporta muchísimos nutrientes ese es el de las frutas.

Aunque todos los alimentos aportan, las frutas y las verduras son unas de las principales fuentes de vitaminas de la alimentación. Salvo algunas muy concretas que se pueden encontrar en otros alimentos (como la vitamina B12, que viene de los productos de origen animal), es rara la vitamina que no está en una u otra fruta.

Lo mismo pasa con los minerales. De forma general, las frutas también son muy ricas en estos nutrientes. Y ambos tipos, tanto vitaminas como minerales, son fundamentales para vivir, para que el cuerpo funcione de forma correcta y podamos aprovechar de manera óptima todo lo que comemos. De hecho, muchos problemas de salud, o incluso de estética, como la caída del cabello, tienen que ver de una manera u otra con algún déficit leve o moderado de estos nutrientes.

A menudo, de forma especial en determinadas estaciones del año como la primavera, la época en que aparece la famosa y temida astenia, los medios nos bombardean con anuncios de complejos multivitamínicos y multiminerales que nos prometen una mejora de los síntomas. Muchos recalcan que son de origen «natural», y se nos olvida que más natural que la fruta seguramente no hay nada, y que no solo aporta estos nutrientes, sino que tiene muchas más cosas interesantes para nuestra salud.

¿MEJOR CON O SIN PIEL?

Es verdad que al pelar la fruta perdemos algunas sustancias nutricionales. Pero lo que perdemos, comparado con los nutrientes que tiene la pulpa de la fruta, no supone ningún problema para nuestra salud, por lo que, si no te gusta la piel, puedes pelarla. Si te gusta con piel, lávala bien para quitar cualquier resto de suciedad, ¡y disfruta!

Te toca la fibra...

La fruta tiene fibra. Mucha fibra. Cuando comemos las raciones que debemos, tiene las cantidades óptimas para poder beneficiarnos de sus bondades: desde ayudarnos con el famoso tránsito intestinal y mantener una flora intestinal saludable —es la comida de las bacterias beneficiosas que viven en nuestro cuerpo—, hasta ser saciante y ayudarnos a controlar el hambre, tanto la fisiológica como la emocional, ambiental o social.

Este es uno de los motivos por los cuales nunca un zumo de fruta, por muy casero y natural que sea, puede sustituir a una pieza de fruta, ni siquiera si viene con pulpa. Porque además del efecto de la fibra en nuestro sistema digestivo, la fruta entera nos obliga a morder y masticar, y eso ayuda también a calmar el hambre, mandando de la boca al cerebro señales de que estamos consumiendo alimentos, de tal modo que este apaga el interruptor de «buscar comida».

Y eso no es todo...

No solo de fibra, vitaminas y minerales se compone la nutrición. Seguramente te sonarán los conceptos «antioxidantes» o «fitonutrientes». Las frutas también aportan sustancias nutricionales que, si bien no son los nutrientes clásicos (hidratos de carbono, proteínas, grasas, vitaminas, minerales, agua y fibra), también son MUY importantes para nuestra salud.

Los fitonutrientes son sustancias de origen vegetal presentes en las frutas que tienen funciones beneficiosas para nuestra salud. Muchos de ellos tienen que ver con los colores de los alimentos, como el licopeno, que da el color rojo de la sandía; el betacaroteno, responsable del color de la naranja; o las antocianinas, que otorgan el color azul de arándanos y moras.

Además de hacer las frutas mucho más visuales y atractivas a la vista, entre otras funciones, los fitonutrientes son grandes antioxidantes. Cada día nuestro cuerpo, por dentro y por fuera, se ve expuesto a sustancias que pueden generar estrés oxidativo a nuestras células. Estas pueden ser los rayos del sol, el humo del tabaco, la contaminación o ciertas sustancias derivadas de las propias funciones de las células, etc. Los fitonutrientes son capaces de «bloquear» su acción, evitando que ataquen a nuestro cuerpo.

Por este motivo, y como demuestran muchos estudios científicos y revisiones de estudios, el consumo de frutas (y verduras) de forma diaria y en cantidad suficiente se asocia con una menor frecuencia de enfermedades relacionadas de alguna manera con los procesos oxidativos como el cáncer, la diabetes tipo II o algunos problemas respiratorios, entre otros.

Ahora que sabes esto, y por muchas otras razones que podríamos enumerar, e incluso hacer un libro solo dedicado a ello,

¿te extraña que nuestro cambio empiece por las frutas? Ahora que ya sabes el porqué, vamos a ver el cómo.

¿Cuánta fruta hay que comer al día?

Es verdad que la fruta o la amas o la odias. O simplemente te da «pereza». Pero es uno (y de los pocos) grupos de alimentos cuya recomendación es un MÍNIMO de consumo. Deberíamos comer unas 2 o 3 raciones cada día, pero si consumes más, no hay motivo para dejar de hacerlo. Y si es menos, vamos a intentar que, poco a poco, sea más.

2-3 (o más) RACIONES AL DÍA

¿Qué es una ración?

La gran pregunta, especialmente para los que se inician en su consumo: ¿qué se considera una ración de fruta? ¿Una pieza? ¿Qué pasa con los diferentes tamaños? No es lo mismo una uva que una mandarina, que una manzana o que una sandía. Muchas veces tiramos de tradición, de lo que se ha venido comiendo y nos han ofrecido desde niños al terminar de comer o cenar.

En términos científicos, una ración equivale a unos 130-140 gramos de fruta en limpio, es decir, sin contar las partes que no nos comemos, como las pepitas, el corazón de la fruta o la piel, si no se puede comer. Pero en piezas de fruta, una ración sería, más o menos:

¿QUÉ ES UNA RACIÓN?

Naranja, pera, manzana, mango, plátanos, caquis...
1 pieza de fruta mediana

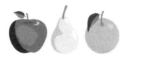

Melón, sandía, piña
1 rodaja mediana

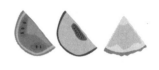

Mandarinas, ciruelas, albaricoques, higos...
2-3 piezas medianas

Nísperos
4-5 piezas

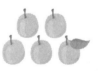

Fresas y fresones medianos
8 piezas

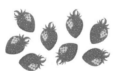

Cerezas, uvas, moras, arándanos, frambuesas...
1 plato de postre

¿EL AGUACATE ES UNA FRUTA?

Desde el punto de vista de la botánica, el aguacate es una fruta que procede del árbol con el mismo nombre y tiene una semilla dentro. Pero suele generar confusión porque ni tiene sabor dulce, ni es tan rico en agua como el resto de las frutas (aunque contiene una buena cantidad). Además, a nivel nutricional tiene más cantidad de grasa que el resto de las frutas, de una calidad muy buena, que aporta ácido oleico, entre otros ácidos grasos de interés para la salud de nuestro sistema cardiovascular.

Pero no por ello podemos cumplir las raciones de fruta que debemos comer al día solo con aguacate, de la misma manera que no podemos comer solo naranjas o manzanas. Puede contar como una ración, pero tenemos que seguir comiendo del resto de las frutas.

Ya, pero es que...

Puede pasar que hayas recibido también mala prensa de la fruta. De hecho, uno de los refranes más famosos dice «el melón por la mañana es oro, por la tarde plata, y por la noche, mata». Nada más lejos de la realidad, pero por si aún tienes dudas, vamos a desmentir algunos de los bulos más escuchados:

1. **La fruta después de comer es mala, fermenta o engorda.** Los alimentos, cuando llegan al estómago, se «trituran» formando una especie de papilla que se llama quimo. Cuando haces puré de verduras en casa, da igual si echas antes o después el puerro o el calabacín, porque al triturarlo todo se queda mezclado. Y la fruta no fermenta ni aumentan sus calorías. Puede pasar, si has comido mucho y después consumes fruta, que te sientas hinchado. Recuerda que si la tomas de postre debes dejar un hueco para la fruta.

2. **El plátano engorda.** Ningún alimento por sí solo tiene la propiedad de hacer que engordemos o adelgacemos. Además, si comparamos las calorías de un plátano con una manzana o una naranja, son similares. Ocurre lo mismo si está muy maduro: aunque sea más dulce porque se han ido rompiendo las cadenas de hidratos de carbono y transformando en azúcares, son las mismas calorías, y estos azúcares son intrínsecos, es decir, aquellos cuyo consumo NO limita la Organización Mundial de la Salud.

3. **El melón por la noche es indigesto.** El melón, como la sandía, es muy rico en agua. Puede ser que si has comido mucho sientas la tripa hinchada, pero ni causa insomnio, ni dificulta la digestión. Prueba a cenar menos cantidad para dejar hueco al agua del melón. Y si has comido mucho, lo máximo que va a pasar es que en mitad de la noche tengas que levantarte para ir al baño a orinar.

¡ADELANTE CON EL RETO!

Ahora que hemos aprendido por qué vamos a hacer este cambio en nuestra alimentación, recuerda qué nivel obtuviste en el test previo.

Planifica y comprueba

1. Lee el objetivo de tu nivel.
2. Planifica cómo lo vas a hacer: qué vas a comer en cada comida.
3. Anota qué necesitas comprar para cumplirlo.
4. Señala con un tick (✔) si lo has cumplido.
5. Comprueba con el cuestionario final si estás listo para pasar al siguiente reto con tu alimentación.

Para ayudarte en esta tarea, en cada capítulo —y adaptado a cada nivel— vas a encontrar dos herramientas muy sencillas:

- Un **espacio para anotar tu lista de la compra,** donde puedes pensar y apuntar los alimentos que necesitas para cumplir el reto durante la semana.
- Un **planificador** donde puedes ir seleccionando y escribiendo cuándo vas a comer y el qué durante esta semana para cumplir tu reto.

Además, dentro del planificador y al lado de cada reto encontrarás un cuadro donde ir poniendo tu tick según vayas cumpliéndolo, o un espacio para apuntar el número de raciones, para anotar las veces que haces el reto común o, en definitiva, para completar lo que puedas necesitar en cada capítulo.

NIVEL PRINCIPIANTE | NIVEL INTERMEDIO | NIVEL AVANZADO

Si no sueles comer fruta —porque no te acuerdas, no te gusta, o te da pereza—, o solo la comes de vez en cuando —si te acuerdas o cuando está a mano (como en el bufet del hotel, que te la dan ya pelada y cortada)—, hay que empezar a darle un protagonismo diario.

OBJETIVO: mínimo 2 piezas de fruta al día

TODOS LOS DÍAS: 1 pieza de fruta en el desayuno.
TODOS LOS DÍAS: 1 pieza de fruta o en la comida o en la cena.

Paso a paso...

1. En un papel, apunta las frutas que más te gusten y empieza por ellas.
2. Distribúyelas entre los desayunos, comidas y cenas del planificador semanal.
3. Si en el desayuno es donde más te cuesta, busca frutas de fácil pelado (como el plátano) o que no necesiten pelarse.
4. En caso de que te cueste consumirlas después de las comidas, puedes empezar comiendo la fruta y luego el resto de los alimentos.

Para mi reto necesito comprar

- ☐ ....
- ☐ ....
- ☐ ....
- ☐ ....
- ☐ ....
- ☐ ....
- ☐ ....
- ☐ ....
- ☐ ....

NIVEL PRINCIPIANTE

NIVEL INTERMEDIO

NIVEL AVANZADO

	Lunes	Martes	Miércoles
Desayuno	🍎..............□ ⏰..............□	🍎..............□ ⏰..............□	🍎.............. ⏰..............
Media mañana			
Comida	🍎..............□	🍎..............□	🍎..............
Merienda			
Cena	🍎..............□	🍎..............□	🍎..............

Jueves	Viernes	Sábado	Domingo
........☐	🍎........☐	🍎........☐	🍎........☐
........☐	⏰........☐	⏰........☐	⏰........☐
........☐	🍎........☐	🍎........☐	🍎........☐
........☐	🍎........☐	🍎........☐	🍎........☐

NIVEL PRINCIPIANTE   **NIVEL INTERMEDIO**   **NIVEL AVANZADO**

Si te preguntan si comes fruta y la respuesta es sí, pero aún no llegas a las raciones al día recomendadas para conseguir todos los nutrientes que necesitas, puede que, simplemente, tengas que ser consciente de qué comes y dónde puedes incluir alguna otra fruta más.

OBJETIVO: 3 o más piezas de fruta al día

TODOS LOS DÍAS: 1 pieza de fruta en el desayuno.
TODOS LOS DÍAS: 1 pieza de fruta en la comida, en la cena o en ambas.

O

TODOS LOS DÍAS: 1 pieza de fruta a media mañana, en la merienda o en ambas.

Paso a paso...

1. Apunta las frutas que consumes de manera habitual.
2. Intenta que siempre haya una pieza de fruta en el desayuno.
3. Incluye frutas en la comida y/o la cena.
4. Complementa hasta llegar a un mínimo de 3 piezas al día con las medias mañanas y las meriendas.
5. Si no sueles consumir fruta a media mañana o en la merienda, come primero la fruta y luego el resto de los alimentos.
6. Busca los momentos que son más cómodos para consumir fruta, o cuándo te puede apetecer más.

Para mi reto necesito comprar

☐ ....

☐ ....

☐ ....

☐ ....

☐ ....

☐ ....

☐ ....

☐ ....

☐ ....

	Lunes	Martes	Miércoles
Desayuno	🍎.................□ ⏰.................□	🍎.................□ ⏰.................□	🍎................. ⏰...............
Media mañana	🍎.................□	🍎.................□	🍎.................
Comida	🍎.................□	🍎.................□	🍎.................
Merienda	🍎.................□	🍎.................□	🍎.................
Cena	🍎.................□	🍎.................□	🍎.................

Jueves	Viernes	Sábado	Domingo
🍎 .... ☐	🍎 .... ☐	🍎 .... ☐	🍎 .... ☐
⏰ .... ☐	⏰ .... ☐	⏰ .... ☐	⏰ .... ☐
🍎 .... ☐	🍎 .... ☐	🍎 .... ☐	🍎 .... ☐
🍎 .... ☐	🍎 .... ☐	🍎 .... ☐	🍎 .... ☐
🍎 .... ☐	🍎 .... ☐	🍎 .... ☐	🍎 .... ☐
🍎 .... ☐	🍎 .... ☐	🍎 .... ☐	🍎 .... ☐

NIVEL PRINCIPIANTE

NIVEL INTERMEDIO

NIVEL AVANZADO

NIVEL PRINCIPIANTE   **NIVEL INTERMEDIO**   **NIVEL AVANZADO**

Consumir 3 o más raciones de frutas al día para ti no es un misterio, pero aún puedes dar una vuelta de tuerca más y optimizar su consumo: ¿te has fijado en cuántos colores diferentes de frutas comes al día? ¿O eres de los que siempre consumen «sota, caballo y rey»? Es decir, las que te gustan. Como hemos visto, cada color aporta, además de vitaminas y minerales diferentes, fitonutrientes diferentes. Por eso vamos a variar todo lo posible los colores que consumes.

> **OBJETIVO: 3 o más piezas de fruta al día**
> **DE COLORES DIFERENTES**
>
> TODOS LOS DÍAS: 1 pieza de fruta en el desayuno.
> TODOS LOS DÍAS: 1 pieza de fruta en la comida, en la cena o en ambas.
>
> O
>
> TODOS LOS DÍAS: 1 pieza de fruta en la media mañana, en la merienda o en ambas.

Paso a paso...

1. En un papel, apunta las frutas que sueles consumir y al lado su color.
2. Completa la lista con otras frutas de colores que no sueles consumir.

3. Distribuye las frutas durante las diferentes comidas del día.
4. Intenta no repetir color durante el mismo día.
5. Durante la semana, debes haber consumido todos los colores disponibles de frutas según la temporada del año.

Para mi reto necesito comprar

- [ ] ....
- [ ] ....
- [ ] ....
- [ ] ....
- [ ] ....
- [ ] ....
- [ ] ....
- [ ] ....
- [ ] ....

NIVEL PRINCIPIANTE

NIVEL INTERMEDIO

NIVEL AVANZADO

	Lunes	Martes	Miércoles
Desayuno	🍎 .... ☐ ⏰ .... ☐	🍎 .... ☐ ⏰ .... ☐	🍎 .... ⏰ ....
Media mañana	🍎 .... ☐	🍎 .... ☐	🍎 ....
Comida	🍎 .... ☐	🍎 .... ☐	🍎 ....
Merienda	🍎 .... ☐	🍎 .... ☐	🍎 ....
Cena	🍎 .... ☐	🍎 .... ☐	🍎 ....

¿Colores repetidos? SÍ ☐ NO ☐

¿Colores repetidos? SÍ ☐ NO ☐

¿Colores repetidos? SÍ ☐ NO ☐

Jueves	Viernes	Sábado	Domingo
...........□	🍎...........□ ⏰...........□	🍎...........□ ⏰...........□	🍎...........□ ⏰...........□
...........□	🍎...........□	🍎...........□	🍎...........□
...........□	🍎...........□	🍎...........□	🍎...........□
...........□	🍎...........□	🍎...........□	🍎...........□
...........□	🍎...........□	🍎...........□	🍎...........□
Colores repetidos? SÍ □ NO □	¿Colores repetidos? SÍ □ NO □	¿Colores repetidos? SÍ □ NO □	¿Colores repetidos? SÍ □ NO □

NIVEL PRINCIPIANTE

NIVEL INTERMEDIO

NIVEL AVANZADO

¿TE ESTÁ COSTANDO?

Puede que, aunque parezca fácil, llevar a la práctica en el día a día el cambio que te has propuesto no sea un camino de rosas. Para las barreras que te puedas encontrar, aquí tienes algunos trucos:

1. **Frutas sin pelar.** Hay muchas frutas que, bien lavadas, están listas para su consumo. Y no solo hablamos de manzanas. Peras, melocotones, albaricoques, uvas, arándanos, fresas, frambuesas... Un buen remojo con agua y listas para consumir.

2. **Pelar solo una vez.** Para todas las frutas que sí requieren tiempo de pelado, puedes hacerlo de una vez. El melón, la sandía, la piña, o incluso las naranjas, puedes dejarlas peladas y listas en un túper grande dentro del frigorífico un par de días a la semana e ir consumiéndolas el resto de los días. Ahorras tiempo y evitas que la pereza juegue en tu contra.

3. **Fruta congelada.** Otra opción es comprar fruta congelada. Ni pierde nutrientes ni es de peor calidad, ya que se recoge en temporada cuando hay mayor producción. En el desayuno, para mezclar con el yogur, puede ser una opción simple y fácil para tener siempre fruta en casa.

RETO EXTRA para todos los niveles

El desayuno es la primera comida del día, independientemente de la hora a la que lo hagas. Es un aporte de nutrientes y energía que repone lo que hemos gastado durante el sueño para mantenernos vivos y reparar nuestro cuerpo del desgaste diario. Pero muchas veces, por nuestro ritmo de vida, no le dedicamos el tiempo que requiere, o preferimos dormir un poco más y dejamos de hacer esta comida.

OBJETIVO: 15 minutos de desayuno

TODOS LOS DÍAS: sentarse a desayunar e invertir como mínimo 15 minutos.

Paso a paso...

1. Apunta en el planificador lo que vas a desayunar cada día (incluyendo la pieza de fruta).
2. Calcula tus horarios por la mañana para que puedas pasar, al menos, 15 minutos sentado desayunando.
3. Prepáralo en la mesa, siéntate y desayuna.
4. Mastica despacio, saborea los alimentos y evita distracciones como la televisión, el móvil o cualquier otra cosa que desvíe tu atención de lo que estás comiendo.
5. Apunta en el planificador cuánto tiempo has invertido cada día en el desayuno.

¿Y si no tengo hambre para desayunar?

No es «obligatorio» desayunar. Pero la primera comida que hagas en el día, aunque sea más tarde, debería ser equilibrada, bien planteada y consumirse sentado y con suficiente tiempo, evitando comer de pie, mientras haces otras cosas o vas caminando por la calle.

Aunque no hay una composición ideal de desayuno, este debería contener, al menos, una pieza de fruta fresca, una fuente de proteína de buena calidad (como puede ser el tradicional vaso de leche, o huevo, legumbres o carne magra, por ejemplo) y una ración moderada de hidratos de carbono completamente integrales y sin azucarar, como pan cien por cien integral. Añade grasas cardiosaludables como el aceite de oliva virgen extra, aguacate o frutos secos, y un poco de verdura como tomate u otra que te apetezca por la mañana.

Si no tienes mucha hambre, pon un poco de cada cosa en el plato. No hace falta que sea un gran festín en cantidades, pero sí que aporte de todo lo que necesita nuestro cuerpo como un primer empuje de nutrientes en el día.

¿Estás listo para el siguiente reto?

Después de acabar la semana, puede que tengas ganas de empezar con el próximo cambio en tu alimentación. Pero antes de subir de nivel, contesta la siguiente pregunta:

¿Cuántos días de la semana has logrado cumplir tu objetivo?

a. Menos de 3 días.

b. Entre 3 y 5 días, incluyendo algún día
del fin de semana.
c. Más de 5 días.

Respuesta A: Deberías lograr tu objetivo más días para que el cambio esté asentado. Como no tenemos prisa, prueba otra semana a hacer el reto y a aumentar el número de días que lo consigues.

Respuesta B: Es un buen resultado; si no te ha costado mucho lograrlo, puedes plantearte pasar al siguiente reto.

Respuesta C: No lo dudes. Es muy probable que este reto ya esté interiorizado, por lo que lánzate al siguiente cambio en tu alimentación.

¿CUÁL ES EL SIGUIENTE RETO?

Ahora que has logrado el objetivo de este capítulo, tienes dos opciones: o intentas lograr el objetivo de un nivel superior al que has hecho hasta ahora, o pasas al siguiente capítulo para trabajar otro grupo de alimentos.

3
Perdura la verdura

Los vegetales son un deber en la dieta.
JIM DAVIS, creador de *Garfield* (1945)

Después de aumentar el consumo de frutas en nuestra alimentación, el siguiente paso es continuar con sus «primas hermanas»: las verduras y hortalizas. Por ello, este capítulo también se basa en introducir alimentos en mayor proporción en nuestra alimentación antes que en centrarnos en qué debemos reducir. Dicho de una manera más simple: en este capítulo vamos a seguir metiendo nutrientes para que nuestro cuerpo tenga todo lo que necesita para funcionar de manera óptima, antes de fijarnos en los excesos.

De la misma manera que la fruta —incluso podemos decir que con más frecuencia—, la verdura suele ser el grupo de alimentos con mayor tasa de rechazo, de «no me gusta» o de simple aburrimiento. Seguramente porque hemos relacionado siempre verdura con dieta restrictiva, monótona, con muy pocas calorías y con unas técnicas de cocinado o presentación poco atractivas. Así pues, a la par que aumentaremos su presencia en nuestros menús diarios, también vamos a trabajar su cocinado y presentación.

¿Por qué tengo que comer verdura si ya como (mucha) fruta?

Es frecuente que toleremos mejor consumir frutas que verduras. Normalmente las frutas son mucho más dulces que las verduras, que suelen tener sabores más amargos. Esto, en la historia de la evolución del hombre, ha estado asociado a venenos y sustancias tóxicas, de modo que estamos predispuestos a rechazar lo amargo desde niños, prefiriendo sabores más dulces o salados.

Este es el motivo por el cual debemos acostumbrarnos desde la primera infancia al sabor de las verduras y aprender a disfrutar de ellas. Si no, en la edad adulta seguiremos con esa aversión, que muchas veces tratamos de justificar diciendo «pero si ya como mucha fruta».

Es verdad que tanto frutas como verduras y hortalizas se caracterizan por su gran contenido en fibra, vitaminas, minerales y antioxidantes.

Aunque sea más fácil y dulce comerse una pera que un plato de acelgas, no podemos sustituir unos con otros, por un lado, porque aportan diferentes nutrientes, y por otro porque lo hacen en diferente cantidad. Por ejemplo, las verduras suelen tener un mayor aporte de hierro, calcio, vitamina C, vitamina A o fibra que las frutas.

Y por si eso fuera poco, a nivel de fitonutrientes existen algunos, como el sulforafano del brócoli, la coliflor o las coles de Bruselas, que solo existen en las verduras.

Por ello, cuando se habla de dieta saludable se dice que debe ser equilibrada, o lo que es lo mismo, que debemos comer todos los grupos de alimentos de consumo diario y semanal para aportar todos los nutrientes y sustancias nutricionales que el cuerpo necesita.

¿Y SI ME TOMO UNA PASTILLA DE VITAMINAS Y MINERALES?

Puede que, para compensar que no comes tantas frutas, verduras y hortalizas como deberías, estés tentado en incluir un complemento multivitamínico y multimineral para equilibrar tu dieta. Aquí entra en juego el concepto de **biodisponibilidad de nutrientes**, es decir, de lo que comemos, cuánto es capaz de absorber y utilizar nuestro cuerpo. Y siempre, siempre, siempre se va a absorber muchísimo más dentro de la matriz de un alimento que en una pastilla. De hecho, algunos nutrientes que ingerimos a través de pastillas acaban cruzando nuestro cuerpo y terminando en el retrete.

El secreto está en las hojas

Aunque todas las vitaminas y en general los nutrientes son importantes para una correcta salud, hay uno que es muy característico del grupo de las verduras: el ácido fólico. De hecho, su nombre deriva de *folium*, 'hoja', haciendo alusión a las hojas de las verduras. Si nos fijamos en cuáles son las verduras fuente de esta vitamina, son justamente aquellas de hoja verde como la lechuga, acelgas, espinacas, grelos, etc.

El ácido fólico es una razón más por la que las verduras deben estar siempre presentes todos los días en nuestros platos. El folato (vitamina B9) tiene como función principal la creación de células nuevas. Aunque es necesario en todas las etapas de la vida, ahora podemos entender por qué es tan importante durante el embarazo y la infancia, cuando más «células nuevas» se crean. De hecho, si existe carencia durante el embarazo se corre el riesgo de que el feto tenga defectos medulares y cerebrales como la espina bífida.

También es muy importante para replicar el ADN, por lo que, si no consumimos la cantidad suficiente, puede afectar en la médula ósea a la creación de células sanguíneas. Junto con la vitamina B12, que proviene de los alimentos de origen animal (la vitamina B12 es el único nutriente que no podemos conseguir del mundo vegetal), el folato interviene en la creación de los glóbulos rojos.

 ## ¿ENSALADA O VERDURA COCIDA?

La ensalada es una forma rápida de consumir vegetales, además de ser una de las mejores maneras de preservar todos sus nutrientes y fitonutrientes, pues al no haber sido cocinada con calor y agua no hay destrucción de ninguno de ellos ni se disuelven en el agua de cocción. No obstante, cocinar las verduras de una manera correcta, además de evitar destruir nutrientes, puede aumentar la biodisponibilidad de otros, al aumentar el aprovechamiento que hace de ellos nuestro cuerpo. Pero debemos hacerlo de la manera correcta:

- Cocinar entre 5 y 15 minutos tapando la olla durante la cocción.
- Cortarlas en porciones del mayor tamaño posible o cocerlas enteras, y, si se puede, sin pelar.
- No añadir mucha agua de cocción y esperar a que rompa a hervir.
- Añadir un chorrito de zumo de limón o vinagre al agua de cocción para fomentar la conservación de las vitaminas y los minerales.

Verde que te quiero verde

Aunque en el mundo de las verduras y las hortalizas hay muchos colores, el primero que nos viene a la cabeza es el verde. Lechuga, espinacas, brócoli, acelgas, judías, canónigos, guisantes, alcachofas, pimientos, etc. La clorofila es el pigmento responsable de este color en las plantas y, en ellas, tiene la función de absorber la luz para hacer la fotosíntesis y generar energía en ellas.

No solo para las plantas es un componente importante, la clorofila también cumple muchas funciones para nuestra salud. Como el resto de las sustancias que da color a los alimentos de origen vegetal, tiene una enorme capacidad antioxidante, y existen gran cantidad de estudios sobre el efecto de la clorofila en la prevención de diferentes tipos de cáncer. También se está estudiando su capacidad para eliminar metales pesados del cuerpo acumulados en nuestro hígado y riñones, su potencial antiinflamatorio o, incluso, su posible papel en mejorar la oxigenación de nuestras células, retrasando su envejecimiento.

Pero, como hemos dicho, no solo el mundo de las verduras y hortalizas es verde. Como pasa con las frutas, también tenemos verduras de otros colores, como los pimientos amarillos y rojos, el morado de la lombarda, el naranja que dan los carotenos a las zanahorias, el boniato y la calabaza, o el blanco de la coliflor. Por esto, además de decir aquello de «hay que comer más verde», debemos también asegurarnos de comer de todos los colores de verduras y hortalizas.

ALIÑO, SALSAS Y CÓMO ESTROPEAR UNA ENSALADA

La santísima trinidad de una ensalada está clara: aceite de oliva virgen extra, vinagre y sal. De hecho, podemos prescindir de la sal. Con esto, además de sabor, estamos añadiendo una grasa cardiosaludable a un plato que, bien planteado (sin taquitos de beicon, *croutons* de pan frito, quesos grasos como el parmesano, jamón, etc.) con verduras frescas, algo de proteína magra como el huevo duro o carnes y pescados blancos, es una excelente opción. El problema viene cuando aliñamos con salsas preparadas (salsa César, miel y mostaza, barbacoa, salsa de yogur, vinagres balsámicos, etc.), ya que agregamos grasas de mala calidad, azúcares añadidos y féculas procesadas. Por eso, si no te convence la primera opción, prueba con zumo de limón, vinagretas o un yogur natural sin azucarar. Pero no estropees un plato tan socorrido y perfecto nutricionalmente.

¿Cuánta verdura hay que comer al día?

Junto con la fruta, las verduras y las hortalizas son otro grupo de alimentos cuya recomendación es un MÍNIMO de consumo. Es decir, deberíamos consumir unas 3-4 raciones cada día, pero si lo superas, más que desequilibrar tu alimentación, es posible que tu cuerpo lo agradezca.

Si eres del grupo de personas para las que la verdura es la gran asignatura pendiente cada día, como en el capítulo anterior, vamos a ir poco a poco para que su presencia aumente en nuestros platos.

3-4 (o más) RACIONES AL DÍA

¿Qué es una ración?

Con la fruta podíamos intuir qué es una ración, ya que solemos ver piezas de fruta, pero con la verdura parece que se complica la cosa porque normalmente no nos comemos una lechuga o una coliflor por persona. Además, cuando la cocemos, varía el volumen que ocupa en el plato, y no siempre comemos solo verdura. A veces acompaña a otros alimentos como guarnición o está «escondida» en un guiso o sofrito.

Si hablamos en gramos, una ración de verduras u hortalizas serían unos 140-150 gramos. Pero estos varían si es verdura en crudo, cocinada o hablamos de hortalizas que se consumen unitariamente.

Una ración sería, aproximadamente:

¿QUÉ ES UNA RACIÓN?

Verduras y hortalizas
cocinadas (acelgas,
brócoli, judías verdes...)
1 plato mediano

Lechuga
1 plato grande

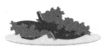

Tomate, pimiento,
endivias...
1 pieza mediana

Berenjena, pepino
y calabacín
1/2 pieza mediana

Alcachofas
4 piezas medianas

Espárragos
6 unidades medianas

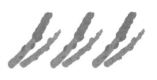

Ya, pero es que...

Las verduras tampoco se libran de los bulos, aunque es verdad que hay menos que con las frutas. Puede que sea porque las tenemos muy asociadas a adalides de la salud, pocos se atreven a levantar falso testimonio contra este grupo de alimentos. Aun así, hay algunos que a lo mejor has oído por ahí:

1. **Las verduras y hortalizas en conserva y congeladas son de peor calidad.** De forma general, ni la congelación ni la conserva de verduras disminuye su calidad nutricional respecto de las frescas. De hecho, normalmente se congelan o envasan cuando es temporada de esa verdura y hay mayor producción, por lo que suelen tener una alta cantidad de nutrientes. Además, en el caso de las conservas, todo lo utilizado (conservantes y líquido de conserva) está regulado en la legislación y resulta seguro para su consumo. Es más, si comparamos unas verduras congeladas o en conserva con las frescas, puede que tengan incluso más nutrientes, ya que en el proceso de selección, transporte y distribución de las frescas a los mercados y supermercados pasa un tiempo en el que pueden ir perdiendo poco a poco vitaminas y minerales si están a temperatura ambiente.

2. **Las verduras hay que lavarlas con lejía.** Es verdad que los alimentos vegetales, como frutas, verduras y hortalizas, están en contacto con el suelo, el ambiente o el polvo. Hay que tener cuidado si las vamos a consumir en crudo. Pero para lavarlas es suficiente con ponerlas bajo el grifo y frotarlas, incluso con las hojas por separado si vienen del supermercado.
Si las hemos cogido del campo, para tener una mayor seguridad de que están limpias se puede hacer una mezcla de

3 litros de agua y una cucharadita de lejía, dejarlas en esta mezcla 5 minutos y luego aclarar bien. Eso sí, siempre con **lejía apta para el uso con alimentos,** nunca con una lejía que no lo especifique.

Si lo que vamos a utilizar son verduras en bolsa en las que pone «listas para su consumo», suelen venir ya limpias y no hace falta este paso.

 ¿LOS BATIDOS VERDES CUENTAN COMO VERDURA?

Siendo muy simplistas, podríamos decir que sí son verdura. En un vaso se puede llegar a concentrar más de una ración de vegetales. Algo que parece bueno, pero igual que concentramos nutrientes, concentramos otras sustancias que, en grandes cantidades, pueden ser perjudiciales. Por ejemplo, los oxalatos, un tipo de sal que se encuentra en alimentos como las verduras, y que en grandes concentraciones y si tomamos estos batidos de forma continuada, puede llegar a producirnos litiasis renal. Algo que no sucedería si comemos verduras de la manera tradicional: en un plato.

¡ADELANTE CON EL RETO!

Ahora que hemos aprendido por qué debemos hacer este cambio en nuestra alimentación, recuerda qué nivel obtuviste en el test previo.

Planifica y comprueba

1. Lee el objetivo de tu nivel.
2. Planifica cómo lo vas a hacer: qué vas a comer en cada comida.
3. Anota qué necesitas comprar para cumplirlo.
4. Señala con un tick (✔) si lo has cumplido.
5. Comprueba con el cuestionario final si estás listo para pasar al siguiente reto con tu alimentación.

Para ayudarte en esta tarea, en cada capítulo —y adaptado a cada nivel— vas a encontrar dos herramientas muy sencillas:

- Un **espacio para anotar tu lista de la compra,** donde puedes pensar y apuntar los alimentos que necesitas para cumplir el reto durante la semana.
- Un **planificador** donde puedes ir seleccionando y escribiendo cuándo vas a comer y el qué durante esta semana para cumplir tu reto.

Además, dentro del planificador y al lado de cada reto encontrarás un cuadro donde ir poniendo tu tick según vayas cumpliéndolo, o un espacio para apuntar el número de raciones, para anotar las veces que haces el reto común o, en definitiva, para completar lo que puedas necesitar en cada capítulo.

NIVEL PRINCIPIANTE · NIVEL INTERMEDIO · NIVEL AVANZADO

La verdura no es algo que suelas ver cada día en tus platos. Si tiene alguna presencia es acompañando un buen filete, un pescado o escondida en la receta de un guiso. Vamos a empezar a darle más protagonismo para beneficiarnos de sus propiedades.

OBJETIVO: mínimo 2 raciones de verduras al día

TODOS LOS DÍAS: 1 primer plato en la comida.

Paso a paso...

1. En un papel, apunta las verduras que más te gustan y empieza por ellas.
2. Como primer plato de comida y cena, apunta cada día qué verduras vas a consumir.
3. Además de las ensaladas, intenta incluir algunos días verduras cocinadas al vapor, cocidas u horneadas.
4. Evita las verduras más pesadas o que generen más flatulencias por las noches y elige comerlas en las comidas.

Para mi reto necesito comprar

☐ ....

☐ ....

☐ ....

☐ ....

☐ ....

☐ ....

☐ ....

☐ ....

☐ ....

NIVEL PRINCIPIANTE

NIVEL INTERMEDIO

NIVEL AVANZADO

	Lunes	Martes	Miércoles
Desayuno	🍎.................☐ ⏰.................☐	🍎.................☐ ⏰.................☐	🍎.................☐ ⏰.................☐
Media mañana			
Comida	1................. ....☐ 2................. ....☐ 🍎.................☐	1................. ....☐ 2................. ....☐ 🍎.................☐	1................. ....☐ 2................. ....☐ 🍎.................☐
Merienda			
Cena	1................. ....☐ 2................. ....☐ 🍎.................☐	1................. ....☐ 2................. ....☐ 🍎.................☐	1................. ....☐ 2................. ....☐ 🍎.................☐

Jueves	Viernes	Sábado	Domingo
..........□	🍎..........□	🍎..........□	🍎..........□
..........□	⏰..........□	⏰..........□	⏰..........□
1..........□	1..........□	1..........□	1..........□
2..........□	2..........□	2..........□	2..........□
..........□	🍎..........□	🍎..........□	🍎..........□
1..........□	1..........□	1..........□	1..........□
2..........□	2..........□	2..........□	2..........□
..........□	🍎..........□	🍎..........□	🍎..........□

NIVEL PRINCIPIANTE

NIVEL INTERMEDIO

NIVEL AVANZADO

Si te preguntan si comes verduras, seguramente dices «sí». De hecho, siempre comes y cenas con algo de verdura. Pero cuando miramos la recomendación de las guías nutricionales para conseguir una dieta con todos los nutrientes que necesita, vemos que nos quedamos cortos. Y es que los segundos platos también deben incluir verdura, aunque no sea la protagonista.

OBJETIVO: 3-4 raciones de verdura al día

TODOS LOS DÍAS: comer y cenar verdura en el primer plato.
TODOS LOS DÍAS: comer y cenar verdura como guarnición o como sofrito en las preparaciones de los segundos platos.

Paso a paso...

1. Apunta las verduras que vas a consumir de primero en comidas y cenas.
2. En los segundos, anota el alimento que vas a comer y la guarnición de verduras u hortalizas con la que lo vas a acompañar.
3. En caso de que sean recetas más elaboradas, fíjate en que todas las preparaciones tengan sofrito o verduras en cantidad en su preparación.

4. Si vas a consumir platos que tienen poca verdura (por ejemplo, paella), intenta añadir verduras o que en la otra comida principal del día la guarnición de verdura sea abundante.

Para mi reto necesito comprar

☐ ....

☐ ....

☐ ....

☐ ....

☐ ....

☐ ....

☐ ....

☐ ....

☐ ....

	Lunes	Martes	Miércoles
Desayuno	🍎............... ☐ ⏰............... ☐	🍎............... ☐ ⏰............... ☐	🍎............... ⏰...............
Media mañana	🍎............... ☐	🍎............... ☐	🍎...............
Comida	1............... .... ☐ 2............... .... ☐ Guarnición/Sofrito: .... ☐ 🍎............... ☐	1............... .... ☐ 2............... .... ☐ Guarnición/Sofrito: .... ☐ 🍎............... ☐	1............... .... 2............... .... Guarnición/Sofrito: .... 🍎...............
Merienda	🍎............... ☐	🍎............... ☐	🍎...............
Cena	1............... .... ☐ 2............... .... ☐ Guarnición/Sofrito: .... ☐ 🍎............... ☐	1............... .... ☐ 2............... .... ☐ Guarnición/Sofrito: .... ☐ 🍎............... ☐	1............... .... 2............... .... Guarnición/Sofrito: .... 🍎...............

Jueves	Viernes	Sábado	Domingo
🍎 ☐	🍎 ☐	🍎 ☐	🍎 ☐
⏰ ☐	⏰ ☐	⏰ ☐	⏰ ☐
🍎 ☐	🍎 ☐	🍎 ☐	🍎 ☐
☐	1 ☐	1 ☐	1 ☐
2 ☐	2 ☐	2 ☐	2 ☐
Guarnición/Sofrito: ☐	Guarnición/Sofrito: ☐	Guarnición/Sofrito: ☐	Guarnición/Sofrito: ☐
🍎 ☐	🍎 ☐	🍎 ☐	🍎 ☐
🍎 ☐	🍎 ☐	🍎 ☐	🍎 ☐
☐	1 ☐	1 ☐	1 ☐
2 ☐	2 ☐	2 ☐	2 ☐
Guarnición/Sofrito: ☐	Guarnición/Sofrito: ☐	Guarnición/Sofrito: ☐	Guarnición/Sofrito: ☐
🍎 ☐	🍎 ☐	🍎 ☐	🍎 ☐

NIVEL PRINCIPIANTE　　**NIVEL INTERMEDIO**　　**NIVEL AVANZADO**

En tu alimentación cumples perfectamente con las raciones diarias de verduras y hortalizas, pero, como hemos aprendido en este capítulo, también es interesante que las formas de cocinado maximicen el aporte de los nutrientes y sustancias nutricionales que contienen. Por este motivo, tu objetivo debe centrarse en variar la forma en que las consumes y no caer en siempre tomar ensalada, verduras cocidas o purés.

> **OBJETIVO: 3-4 raciones de verdura al día**
> **ALTERNANDO FORMAS DE COCINADO**
>
> TODOS LOS DÍAS: comer y cenar verdura en el primer plato.
> TODOS LOS DÍAS: comer y cenar verdura como guarnición o como sofrito en las preparaciones de los segundos platos.
> SEMANALMENTE: al menos 4 días una ración de verduras crudas.

Paso a paso...

1. Apunta las verduras que vas a consumir de primero en comidas y cenas.
2. Planea cada día cómo vas a cocinar esas verduras (o si ya están listas para consumir, cómo vienen cocinadas).

3. Empieza por distribuir las raciones de verduras en crudo, como las ensaladas.
4. Rellena el resto de los días con los platos y guarniciones de verduras cocinadas.
5. En caso de que sean recetas más elaboradas, fíjate en que todas las preparaciones tengan sofrito o verduras en cantidad en su preparación.
6. Si vas a consumir platos que tienen poca verdura (por ejemplo, paella), intenta añadir verduras o que en la otra comida principal del día la guarnición de verdura sea abundante.

Para mi reto necesito comprar

☐ ....

☐ ....

☐ ....

☐ ....

☐ ....

☐ ....

NIVEL PRINCIPIANTE

NIVEL INTERMEDIO

NIVEL AVANZADO

	Lunes	Martes	Miércoles
Desayuno	🍎............☐ ⏰............☐	🍎............☐ ⏰............☐	🍎............☐ ⏰............☐
Media mañana	🍎............☐	🍎............☐	🍎............☐
Comida	1............ ....☐ 2............ ....☐ Guarnición/Sofrito: ....☐ 🍎............☐	1............ ....☐ 2............ ....☐ Guarnición/Sofrito: ....☐ 🍎............☐	1............ ....☐ 2............ ....☐ Guarnición/Sofrito: ....☐ 🍎............☐
Merienda	🍎............☐	🍎............☐	🍎............☐
Cena	1............ ....☐ 2............ ....☐ Guarnición/Sofrito: ....☐ 🍎............☐	1............ ....☐ 2............ ....☐ Guarnición/Sofrito: ....☐ 🍎............☐	1............ ....☐ 2............ ....☐ Guarnición/Sofrito: ....☐ 🍎............☐

¿Verdura en crudo?   ¿Verdura en crudo?   ¿Verdura en crudo?

SÍ ☐   NO ☐   SÍ ☐   NO ☐   SÍ ☐   NO ☐

Jueves	Viernes	Sábado	Domingo
🍎 ....☐	🍎 ....☐	🍎 ....☐	🍎 ....☐
⏰ ....☐	⏰ ....☐	⏰ ....☐	⏰ ....☐
🍎 ....☐	🍎 ....☐	🍎 ....☐	🍎 ....☐
1 ....☐	1 ....☐	1 ....☐	
2 ....☐	2 ....☐	2 ....☐	
Guarnición/Sofrito: ....☐	Guarnición/Sofrito: ....☐	Guarnición/Sofrito: ....☐	Guarnición/Sofrito: ....☐
🍎 ....☐	🍎 ....☐	🍎 ....☐	🍎 ....☐
🍎 ....☐	🍎 ....☐	🍎 ....☐	🍎 ....☐
1 ....☐	1 ....☐	1 ....☐	
2 ....☐	2 ....☐	2 ....☐	
Guarnición/Sofrito: ....☐	Guarnición/Sofrito: ....☐	Guarnición/Sofrito: ....☐	Guarnición/Sofrito: ....☐
🍎 ....☐	🍎 ....☐	🍎 ....☐	🍎 ....☐
¿Verdura en crudo? SÍ ☐ NO ☐	¿Verdura en crudo? SÍ ☐ NO ☐	¿Verdura en crudo? SÍ ☐ NO ☐	¿Verdura en crudo? SÍ ☐ NO ☐

¿TE ESTÁ COSTANDO?

Puede que, aunque parezca fácil, llevar a la práctica en el día a día el cambio que te has propuesto no sea un camino de rosas. Para las barreras que te puedas encontrar, aquí tienes algunos trucos:

1. **Verduras en conserva.** Además de la socorrida ensalada de bolsa que viene lista para verter en el plato y aliñar, también las conservas de verduras son una forma saludable de comer verduras y hortalizas. Escúrrelas y estarán listas para comer si tienes prisa. ¿A quién no le salva un primero un bote de espárragos blancos o de cardo ya cocido?

2. **Verduras congeladas.** En este reto primero apuntamos lo que vamos a comer y luego hacemos la lista de la compra. Esto ayuda a comprar solo lo que vamos a consumir. Pero, a veces, o no hay en el mercado, o no tenemos tiempo, o simplemente nos hemos quedado cortos. Las verduras congeladas también son una forma saludable de consumir verduras. Eso sí, no son las mejores para comer en crudo, pero al vapor o con cualquier otra preparación son perfectas y mantienen todos sus nutrientes.

3. **El truco del sofrito.** Un buen sofrito, en abundante cantidad, también cuenta como una ración de verduras. No podemos basar nuestro consumo de verduras solo en el sofrito, pero las recetas que se empiezan cocinando con verduras, como el ajo, la cebolla, el tomate, las zanahorias

o los pimientos, por ejemplo, también cuentan. Apúntalo en tu planificador. Además, en los supermercados puedes encontrar sofritos de buena calidad. Busca aquellos que tienen una gran cantidad de verduras y hortalizas, que solo hayan usado aceite de oliva virgen o virgen extra y no tengan más de 1,5 gramos de sal por cada 100 gramos de producto.

4. **Pisto al rescate.** Parecido al sofrito, el pisto es una forma muy socorrida de consumir verduras. Además de existir una gran cantidad de formas de prepararlo según las verduras y hortalizas que incluyas, esta receta puede servirte como un primer plato, como la guarnición de un segundo o como base para una receta más elaborada. Puedes preparar una cantidad abundante para la semana e ir usándolo en varios días gracias a su versatilidad.

5. **No te olvides del gazpacho (y del salmorejo).** Otra receta muy socorrida para aumentar el consumo de verduras (sobre todo en verano, que es cuando más apetece) es el famoso gazpacho y el salmorejo. Aunque hay que tener cuidado con no pasarse echando aceite, incluso si es de oliva, puede salvarnos de un apuro también como primer plato o como salsa para un filete a la plancha. En el supermercado hay algunos con buen perfil nutricional. Busca los que tengan la mayor cantidad de verdura posible, aceite de oliva virgen o virgen extra, la menor cantidad de sal y no hayan incluido azúcar, féculas, pan refinado o ingredientes que nunca encontrarías en una receta tradicional. Recuerda siempre revisar las etiquetas.

¿LA PATATA ES VERDURA?

Aunque botánicamente la patata es un tubérculo y un alimento de origen vegetal, por su composición nutricional se considera un alimento más cercano a la pasta o las harinas debido a su gran cantidad de almidón. Por ello, una guarnición de patatas fritas, asadas o al horno no podemos contabilizarla como una ración de verdura u hortaliza en este reto. Lo mismo pasa con otros tubérculos como la yuca, también conocida como mandioca, o la batata (o boniato).

RETO EXTRA para todos los niveles

Como irás viendo a lo largo de los capítulos, en cada comida y cena hay muchas cosas que meter en el plato para ir equilibrando nuestra alimentación. Por eso, una buena manera es acostumbrarnos a confeccionar nuestros menús diarios incluyendo primero y segundo plato en estas comidas principales del día.

OBJETIVO: incluir primero y segundo en comida y cena

SEMANALMENTE: al menos 5 días donde la comida y la cena se compongan de primer y segundo plato de manera equilibrada.

Paso a paso...

1. Selecciona los días que te va a ser más fácil comer y cenar dos platos.
2. Apunta los primeros. Deben ser a base de verduras principalmente y acompañarse de legumbres o cereales integrales.
3. Apunta los segundos. Que sean alimentos proteicos como legumbres, carnes, pescados o huevos con una guarnición de verduras que ocupe la mitad del plato.
4. Trata de no superar más de 2-3 comidas a la semana donde la guarnición sea patata, e intenta que esta sea hervida, al horno o al vapor.

 ## ¿EXISTEN LOS PLATOS ÚNICOS EQUILIBRADOS?

No siempre estamos condenados a comer dos platos en la comida y la cena. Existen platos únicos que son perfectamente equilibrados y no les hace falta segundo. ¿Cómo saber cuáles son? Aquellos que cumplen la regla del plato de la alimentación saludable de la Universidad de Harvard:

1. La mitad del plato lo ocupan verduras y hortalizas.
2. Un cuarto del plato está ocupado por alimentos ricos en proteínas como las legumbres, pescados, carnes y huevos.
3. El cuarto del plato restante está ocupado por alimentos ricos en hidratos de carbono completos e integrales, como la patata, boniato, pasta o arroz integrales.

Por ejemplo: un plato de lentejas con un buen sofrito de verduras (ajo, cebolla, pimientos, zanahorias, etc.) y una patata cocida, sin añadirle ni chorizo, ni panceta, jamón o cualquier carne, es un plato único perfecto.

¿Estás listo para el siguiente reto?

Después de acabar tu semana, puede que tengas ganas de empezar con el siguiente cambio en tu alimentación. Pero antes de pasar al nuevo reto contesta la siguiente pregunta:

¿Cuántos días de la semana has logrado cumplir tu objetivo?

- **a.** Menos de 3 días.
- **b.** Entre 3 y 5 días, incluyendo algún día del fin de semana.
- **c.** Más de 5 días.

Respuesta A: Deberías lograr tu objetivo más días para que el cambio esté asentado. Como no tenemos prisa, prueba otra semana a hacer el reto y a aumentar el número de días que lo consigues.

Respuesta B: Es un buen resultado, y si además no te ha costado mucho lograrlo, puedes plantearte pasar al siguiente reto.

Respuesta C: No lo dudes. Es muy probable que este reto ya esté interiorizado, por lo que lánzate al siguiente cambio en tu alimentación.

¿CUÁL ES EL SIGUIENTE RETO?

Ahora que has logrado el objetivo de este capítulo, tienes dos opciones: o intentas lograr el objetivo de un nivel superior al que has hecho hasta ahora o pasas al siguiente capítulo para trabajar otro grupo de alimentos.

4
Los límites del hidrato

Comer pan sin esperanza es igual que morirse
poco a poco de hambre.
PEARL S. BUCK (1892-1973)

Este capítulo sigue teniendo como objetivo incluir elementos en la alimentación para que esta sea cada vez más equilibrada a la vez que variada. Pero el objetivo no es tanto aumentar el número de veces que comemos un grupo de alimentos como el de adecuar la cantidad de raciones al día que los consumimos, ajustar los tamaños de las mismas y, sobre todo, hacer un intercambio de lo que solemos comer con lo que debemos comer.

Con el grupo de los alimentos ricos en hidratos de carbono, como son los cereales, harinas, pasta, arroz, tubérculos y frutos secos, tenemos varios retos por delante. No solo tú que estás leyendo estas líneas, en general toda la sociedad española. De forma general solemos comer más cantidad de lo que es una ración, dándoles demasiado protagonismo en nuestros platos a costa de quitárselo a otros alimentos, consumiendo más raciones diarias de las que nos corresponden según nuestro grado de actividad física y, lo que es muy importante, eliminando de ellos la mejor parte: la que nos aporta, además de energía, nutrientes.

¿Los azúcares son carbohidratos?

Todos los azúcares son carbohidratos (hidratos de carbono), pero no todos los carbohidratos son azúcares. Para comprender esto lo mejor es que te imagines un juego de bloques de construcción, con el que podemos hacer edificios más o menos sencillos según la cantidad de bloques que hayamos usado. Los carbohidratos serían cualquier construcción que se haya hecho.

Hablamos de hidratos de carbono complejos cuando hemos usado muchos bloques. En este grupo encontramos el glucógeno, que está en nuestros músculos y en nuestro hígado acumulando la energía de uso inmediato que nos da este nutriente, o el almidón de los alimentos como el del arroz, el pan, la pasta o la patata, entre otros.

En los casos en que esta construcción es más sencilla y solo hemos usado uno o dos bloques, se trata de los azúcares. Estos suelen tener un sabor dulce, mientras que los carbohidratos complejos no.

Ahora imagina que tienes que deshacer la construcción para poder guardar el juego en su caja. No vas a tardar lo mismo en deshacer la construcción de uno o dos bloques que con la construcción grande, compleja, y con muchos de ellos. Esto último te llevará tu tiempo e irás metiendo en la caja bloque a bloque según vayas desenganchando uno de otro.

Algo similar sucede en el cuerpo. Los azúcares enseguida pasan dentro de nuestro cuerpo y aparecen en sangre, pero necesitamos más tiempo para digerir (romper) los carbohidratos complejos y que entren y aparezcan en la sangre. Aunque es verdad que hay otros factores, como si estos carbohidratos o azúcares están envueltos en fibra o no, si los azúcares están dentro de un alimento o están refinados, etc.

¿LOS FRUTOS SECOS SON HIDRATOS?

Siempre se ha dicho que los frutos secos dan energía y salir a caminar al campo era una excusa perfecta para llevar una bolsita en la mochila. Aunque es verdad que son fuente de hidratos de carbono (complejos), también son ricos en fibra, proteínas, grasas cardiosaludables como el omega 3 y el omega 6, vitamina E y minerales como el potasio, fósforo, calcio y magnesio. Por este motivo, de ser denostados tradicionalmente en la alimentación, ahora se recomienda incluir un puñadito al día de frutos secos. Eso sí, al natural o tostados sin sal.

Apuesta por lo integral

La clave de este capítulo, además de las raciones y el tamaño de ración, como en los dos anteriores, es seleccionar bien qué alimento vamos a consumir. Y aunque con las patatas y tubérculos o los frutos secos lo tenemos fácil, porque solemos consumirlos tal cual nos lo proporciona la naturaleza, con los cereales tradicionalmente no ha sido así, y los hemos sometido a procesos de refinado en los que les quitábamos partes que se pensaban que no valían para nada, pero que el tiempo ha demostrado que sí.

Cuando pensamos en el color de la harina, el pan, los fideos, la pasta o el arroz, seguramente el blanco sea el que se nos viene a la cabeza. Venimos de una cultura en la que se le extraía el germen a la harina, porque la enranciaba, y el salvado, que daba un color marrón menos atractivo, sentaba peor y valía como alimento para los animales de granja. De los cereales solo nos quedábamos con el endospermo, la parte de la semilla rica en almidón, pues es el reservorio energético de este alimento que está llamado a germinar y generar otra planta.

Resulta que estábamos quitando lo más interesante: la fibra y los componentes bioactivos del salvado, así como todos los nutrientes del germen. De este último, simplemente piensa que de él debe nacer otra planta, de modo que no te sorprenderá la cantidad de vitaminas, minerales y nutrientes en general que tiene. Por todo ello, la recomendación actual es consumir alimentos cien por cien integrales, para aprovechar todo esto cada vez que los consumimos.

 100 % SEGUROS DE 100 % INTEGRAL

La ley ha cambiado para bien. Antes, la etiqueta «integral» se le podía poner a un alimento que había añadido a esa harina refinada un puñado de fibra, pero dejábamos fuera los nutrientes del germen. Hoy en día, si dice «integral» a secas se refiere a cien por cien integral. Es decir, toda la harina que han utilizado es integral, conservando todas las partes del cereal. Si no es así, fíjate que debe indicar el porcentaje de harina integral que ha utilizado. Busca los alimentos cien por cien integrales.

Mucho más que solo energía

Cuando pensamos en los carbohidratos, lo que nos suele venir a la cabeza es «energía». De esta forma nos lo han explicado y recordado todos estos años que los hidratos de carbono es de donde el cuerpo saca energía para vivir, como si fuera la gasolina de un coche. Y no es incorrecto, esa es una de sus principales funciones. Pero pensar en ellos como simples pilas que nos comemos para funcionar hace que pasemos por alto que estos alimentos son mucho más, y que también debemos ser conscientes de ello.

Hasta ahora hemos hablado de la fibra que aporta el salvado de los cereales, los frutos secos e incluso los tubérculos. También de las proteínas que aportan los frutos secos, y, aunque en menor cantidad, también el resto de los alimentos de este grupo. Pero no hemos hablado de las grasas. Estas son fuente de omega 3 y omega 6, unos ácidos grasos esenciales o, lo que es lo mismo, nutrientes que el cuerpo no puede fabricar a partir de otras sustancias, por lo que debemos incluirlos en nuestra alimentación todos los días. Su consumo en su correcta proporción está relacionado con el mejor control del colesterol, el buen funcionamiento del sistema cardiovascular o incluso el cerebro y el sistema nervioso.

Además, son el grupo de alimentos fuente de vitaminas del grupo B por excelencia. Podríamos decir que aportan todas las vitaminas del grupo B (con la excepción de la B12) donde destacan la tiamina, que ayuda a convertir estos carbohidratos en energía; la niacina, con un papel importante en el sistema nervioso; o la piridoxina, involucrada en la formación de los glóbulos rojos. También constituyen una gran fuente de vitamina E, que, entre otras cosas, tiene efectos antiinflamatorios y antioxidantes.

Aportan minerales como el zinc, fósforo, potasio o el

magnesio, tan de moda. Y no podemos olvidar los compuestos nutricionales activos, como el ácido fítico, un gran antioxidante con un papel relevante en la fabricación de neurotransmisores del sistema nervioso. O los betaglucanos, que podemos encontrar en la fibra de la avena o el centeno, y que también se pusieron muy de moda por su capacidad de disminuir las cifras de colesterol en sangre.

 ## ¿CEREALES, MUESLI O GRANOLA?

Nutricionalmente no existe el término «cereales de desayuno», pero es verdad que mucha gente desayuna un tazón con cereales. Ya sea cereales «de desayuno», muesli, granola o avena cocinada, lo importante son dos cosas: que solo haya cereales cien por cien integrales, que conserven todas sus propiedades y sin azúcares añadidos, ni azúcar, miel, jarabe, sirope, chocolates, dextrosa, maltosa o cualquier otra «-osa».

¿Cuántos CARBOHIDRATOS se pueden comer al día?

En esta ocasión, la recomendación sí establece un tope máximo, y está condicionada al grado de actividad física que hagamos. Presuponiendo que tenemos un estilo de vida sedentario pero activo —nos movemos porque vamos a trabajar, a la compra, a veces damos un paseo, pero no hacemos una hora al día de ejercicios de fuerza con pesas o cardiovasculares como correr—, la recomendación según la ciencia es clara. Si quieres consumir más raciones al día, debes aumentar tu grado de actividad física.

3 RACIONES AL DÍA

¿Qué es una ración?

Este apartado es clave, porque el gran problema que tenemos con los hidratos, de forma general, es que comemos más raciones de las que nos corresponden, y que el tamaño de estas es mucho mayor de lo que debiera ser.

Casi podemos decir que cada vez que comemos hidratos de carbono, nos comemos a la vez 2 o 3 raciones.

De forma general una ración son unos 50 gramos de cereales y alimentos ricos en hidratos de carbono integrales. Sin embargo, como es un grupo que engloba varios alimentos diferentes, debemos saber que una ración es, más o menos:

¿QUÉ ES UNA RACIÓN?

Arroz cocido, copos
de maíz, avena
y cereales integrales
1 taza de té

Pasta cocida
½ plato mediano

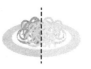

Pan 100% integral
2 dedos

Patata, batata, yuca
1 pieza pequeña (80 g)

Nueces
2-3 unidades

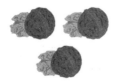

Almendras, avellanas,
anacardos, cacahuetes
10-12 unidades

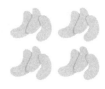

¿Y LAS GALLETAS?

Puede que estés echando de menos en este capítulo las galletas. No están incluidas porque nos centramos en alimentos ricos en hidratos de carbono cien por cien integral. De hecho, las galletas se engloban dentro de la repostería, ya que, por muy sanas que nos las quieran vender, tienen los mismos ingredientes que, por ejemplo, un cruasán: harina, azúcar, huevo (o no), mantequilla o alguna grasa alimentaria, etc. Por eso, lo mejor es no incluirlas aquí, ya que hablamos de alimentos de consumo frecuente y las galletas deben ser de consumo ocasional y opcional.

Ya, pero es que...

El grupo de los alimentos ricos en hidratos de carbono suele ser foco frecuente de bulos y leyendas. Casi siempre para ponerlos como algo muy malo o, en el lado diametralmente opuesto, para exculparnos de su consumo excesivo. De cara a que puedas quitarte miedos a la hora de cumplir el objetivo de este capítulo, ten en cuenta estos bulos:

1. **Las patatas, el pan, los frutos secos, etc., engordan.** Ningún alimento tiene por sí mismo la capacidad de hacer que ganemos masa grasa o la perdamos. Esto recae en el global de nuestra alimentación, en lo que comemos durante

el día, la semana, el mes, etc. Con esta premisa ya nos damos cuenta de que esta afirmación es un bulo.

Además, si nos basamos exclusivamente en la cantidad de calorías que aportan los hidratos de carbono, tampoco podemos decir que sean los más calóricos. Mientras que estos aportan 4 kcal por cada gramo, las proteínas aportan exactamente lo mismo, las grasas aportan 9 kcal por gramo, o el alcohol etílico 7 kcal por gramo.

Esta afirmación puede que naciera justamente de lo que perseguimos en este capítulo: hemos venido consumiéndolos refinados, quitando los nutrientes que nos interesan de estos alimentos y en cantidades que suponían varias raciones en la misma toma. Pero ahí la «culpa» no la tienen los hidratos, sino nosotros, que no sabíamos consumirlos de forma adecuada.

2. **Los alimentos integrales adelgazan/tienen menos calorías.** De forma opuesta, los alimentos integrales, es decir, ricos en fibra y nutrientes porque salvaguardan todas las partes del alimento, han tenido fama de «adelgazar» o de que tienen menos calorías.

Al leer este capítulo ya te habrás dado cuenta de que no tiene lógica, ya que no estamos «quitando» nada de nuestra alimentación. Más bien nos centramos en incluir más partes del alimento, por lo que no tienen menos calorías, y, como hemos dicho antes, ningún alimento tiene la capacidad de adelgazar por sí solo. Pero sí, consumiendo alimentos integrales ayudaremos a conseguir una alimentación más equilibrada, variada y rica en fibra y nutrientes.

Dicho de otro modo, ya que pagas por un alimento, que venga con el máximo de nutrientes, que en el proceso de fabricación no nos hayan quitado ninguno. Por eso siempre cien por cien integral.

3. **El pan tostado provoca cáncer.** Hay que diferenciar entre tostar pan y que este adquiera un color dorado a quemarlo, cuando ya el color es más cercano al negro. En este proceso de tostado se crea un compuesto llamado acrilamida, que según la IACR (International Association of Cancer Registries) es un probable cancerígeno.
No solo se forma en el pan cuando lo tostamos. También puede aparecer en las patatas, alimentos que freímos, como las croquetas, o cuando se tuesta el café, la bollería o los cereales de desayuno.
La solución es fácil: además de reducir el tiempo de tostado del pan, debemos reducir el consumo de alimentos que puedan tenerlo, como los fritos o los dulces ultraprocesados. En resumen, nada que no se haya aconsejado por otros motivos de salud. O lo que es lo mismo, si seguimos una alimentación adecuada, no tenemos que hacer nada adicional para esquivar a la acrilamida.

4. **Los alimentos sin gluten son más sanos.** El gluten es una proteína que se encuentra de forma natural en los granos de muchos cereales como el trigo, la cebada, el centeno o la espelta. En los últimos años se ha puesto de moda consumir alimentos sin gluten. Pero si no eres una persona que padece enfermedad celíaca o sensibilidad al gluten, no tiene ningún efecto quitarlo de la alimentación.
De hecho, este tipo de dietas, sin la supervisión de un profesional, pueden llevar a una deficiencia de nutrientes si no se hacen de forma correcta. Una persona inexperta en el tema acabará quitando alimentos y consumiendo productos alimentarios sin gluten que son más ultraprocesados que otra cosa, donde para suplir la textura y propiedades que da el gluten a las masas se aumenta la cantidad de grasas (no siempre de la mejor calidad), azúcares y sal, entre otros.

5. **Los hidratos por la noche son malos/engordan:** Ya hemos visto que los hidratos de carbono aportan 4 kcal por gramo. Sea la hora que sea, no va variando durante el día. Aunque es verdad que en función de la hora del día el cuerpo prioriza el uso de las calorías que comemos para quemarlas o para acumularlas, la premisa de que por la noche, como estamos durmiendo, no quemamos calorías y todo lo que cenamos engorda, se ha demostrado que no es totalmente cierta. Cuando dormimos, el cuerpo sigue vivo, respira, late y circula la sangre, entre otras cosas. Se necesita energía para que eso suceda. Además se repara, utilizando energía y nutrientes.

Si bien esto no es excusa para comerse un plato de macarrones con chorizo por la noche, no hay problema por consumir alimentos ricos en carbohidratos. Eso sí, en la cantidad y ración que nos corresponda.

¡ADELANTE CON EL RETO!

Ahora que hemos aprendido por qué debemos hacer este cambio en nuestra alimentación, recuerda qué nivel obtuviste en el test previo.

Recuerda: planificar y comprobar

1. Lee el objetivo de tu nivel.
2. Planifica cómo lo vas a hacer: qué vas a comer en cada comida.
3. Anota qué necesitas comprar para cumplirlo.
4. Señala con un tick (✔) si lo has cumplido.
5. Comprueba con el cuestionario final si estás listo para pasar al siguiente reto con tu alimentación.

Para ayudarte en esta tarea, en cada capítulo —y adaptado a cada nivel— vas a encontrar dos herramientas muy sencillas:

- Un **espacio para anotar tu lista de la compra,** donde puedes pensar y apuntar los alimentos que necesitas para cumplir el reto durante la semana.
- Un **planificador** donde puedes ir seleccionando y escribiendo cuándo vas a comer y el qué durante esta semana para cumplir tu reto.

Además, dentro del planificador y al lado de cada reto encontrarás un cuadro donde ir poniendo tu tick según vayas cumpliéndolo, o un espacio para apuntar el número de raciones, para anotar las veces que haces el reto común o, en definitiva, para completar lo que puedas necesitar en cada capítulo.

NIVEL PRINCIPIANTE

NIVEL INTERMEDIO

NIVEL AVANZADO

Eres un amante de los hidratos de carbono y de los alimentos que los aportan. Sin embargo, puede que ese amor no esté dejando hueco para otros alimentos y los nutrientes que también necesitas para una alimentación lo más sana posible. Además, la gran mayoría de ellos son «blanquitos», por lo que debemos darles el protagonismo justo y empezar a incluir fibra con ellos.

OBJETIVO: menos de 5 raciones al día

TODOS LOS DÍAS: no sobrepasar la cantidad de 1 ración.

TODOS LOS DÍAS: 1 puñadito de frutos secos en el desayuno, media mañana o merienda.

TODOS LOS DÍAS: 2-3 dedos de pan cien por cien integral en la comida y la cena.

Paso a paso...

1. Apunta en el planificador cuándo vas a consumir el puñado de frutos secos para planificarte con antelación.
2. Varía de fruto seco cada día, pero siempre al natural o tostados sin sal.
3. Añade en comida y/o cena 2-3 dedos de pan cien por cien integral.
4. Apunta con antelación los alimentos ricos en hidratos de

carbono que vas a consumir durante la semana, como la pasta, el arroz y las patatas.

5. Ajusta las cantidades que consumes a la ración recomendada que hemos visto en el capítulo.

6. Recuerda utilizar formas de cocinado saludables como el horno, la cocción, al vapor, microondas o *airfryer* antes que la fritura, o comprar los productos listos para consumir.

NIVEL PRINCIPIANTE

Para mi reto necesito comprar

- ☐ ....
- ☐ ....
- ☐ ....
- ☐ ....
- ☐ ....
- ☐ ....
- ☐ ....

NIVEL INTERMEDIO

NIVEL AVANZADO

	Lunes	Martes	Miércoles
Desayuno	🍎 .... ☐ ⏰ .... ☐	🍎 .... ☐ ⏰ .... ☐	🍎 .... ☐ ⏰ .... ☐
Media mañana	🥜 .... ☐	🥜 .... ☐	🥜 .... ☐
Comida	1 .... ☐ 2 .... ☐ 🍞 .... ☐ 🍎 .... ☐ ⏰ .... ☐	1 .... ☐ 2 .... ☐ 🍞 .... ☐ 🍎 .... ☐ ⏰ .... ☐	1 .... ☐ 2 .... ☐ 🍞 .... ☐ 🍎 .... ☐ ⏰ .... ☐
Merienda	🥜 .... ☐	🥜 .... ☐	🥜 .... ☐
Cena	1 .... ☐ 2 .... ☐ 🍞 .... ☐ 🍎 .... ☐ ⏰ .... ☐	1 .... ☐ 2 .... ☐ 🍞 .... ☐ 🍎 .... ☐ ⏰ .... ☐	1 .... ☐ 2 .... ☐ 🍞 .... ☐ 🍎 .... ☐ ⏰ .... ☐
	Raciones: .... ☐	Raciones: .... ☐	Raciones: .... ☐

Jueves	Viernes	Sábado	Domingo
☐	🍎 ☐	🍎 ☐	🍎 ☐
☐	⏰ ☐	⏰ ☐	⏰ ☐
☐	🥜 ☐	🥜 ☐	🥜 ☐
☐	1 ☐	1 ☐	1 ☐
☐	2 ☐	2 ☐	2 ☐
☐	🍞 ☐	🍞 ☐	🍞 ☐
☐	🍎 ☐	🍎 ☐	🍎 ☐
☐	⏰ ☐	⏰ ☐	⏰ ☐
☐	🥜 ☐	🥜 ☐	🥜 ☐
☐	1 ☐	1 ☐	1 ☐
☐	2 ☐	2 ☐	2 ☐
☐	🍞 ☐	🍞 ☐	🍞 ☐
☐	🍎 ☐	🍎 ☐	🍎 ☐
☐	⏰ ☐	⏰ ☐	⏰ ☐
Raciones: .... ☐	Raciones: .... ☐	Raciones: .... ☐	Raciones: .... ☐

NIVEL PRINCIPIANTE

NIVEL INTERMEDIO

NIVEL AVANZADO

NIVEL PRINCIPIANTE

NIVEL INTERMEDIO

NIVEL AVANZADO

Te gustan los alimentos ricos en hidratos de carbono, como a todo el mundo. Y aunque controlas el número de raciones que comes al día, puede que el tamaño de la ración sea más de lo que necesitas. Respecto a los integrales, sí consumes, pero aparecen con demasiada frecuencia los «blanquitos refinados». Por eso es hora de dar un paso y ajustar este par de puntos en el reto del capítulo.

OBJETIVO: 3-4 raciones al día

TODOS LOS DÍAS: no sobrepasar la cantidad de 1 ración.

TODOS LOS DÍAS: 1 puñadito de frutos secos en el desayuno, media mañana o merienda.

TODOS LOS DÍAS: 2-3 dedos de pan cien por cien integral en la comida o la cena.

SEMANALMENTE: utilizar solo pasta integral.

Paso a paso...

1. Apunta en el planificador cuándo vas a consumir el puñado de frutos secos para planificarte con antelación.
2. Varía de fruto seco cada día, pero siempre al natural o tostados sin sal.
3. Añade en comida y/o cena 2-3 dedos de pan cien por cien integral.

4. Apunta con antelación qué días vas a comer pasta (fideos, macarrones, espaguetis, etc.) y recuerda comprarla integral.

5. No sobrepases las 3-4 raciones de hidratos de carbono al día (salvo que estés haciendo actividad física moderada vigorosa al menos 3-4 días a la semana).

6. Ajusta las cantidades que consumes a la ración recomendada que hemos visto en el capítulo.

7. Recuerda utilizar formas de cocinado saludables como el horno, la cocción, al vapor, microondas o *airfryer* antes que la fritura, o comprar los productos listos para consumir.

Para mi reto necesito comprar

☐ ....

☐ ....

☐ ....

☐ ....

☐ ....

☐ ....

	Lunes	Martes	Miércoles
Desayuno	🍎........□ ⏰........□	🍎........□ ⏰........□	🍎........□ ⏰........□
Media mañana	🥜........□ 🍎........□	🥜........□ 🍎........□	🥜........□ 🍎........□
Comida	1........ ....□ 2........ ....□ 🍞........□ 🍎........□ ⏰........□	1........ ....□ 2........ ....□ 🍞........□ 🍎........□ ⏰........□	1........ ....□ 2........ ....□ 🍞........□ 🍎........□ ⏰........□
Merienda	🥜........□ 🍎........□	🥜........□ 🍎........□	🥜........□ 🍎........□
Cena	1........ ....□ 2........ ....□ 🍞........□ 🍎........□ ⏰........□	1........ ....□ 2........ ....□ 🍞........□ 🍎........□ ⏰........□	1........ ....□ 2........ ....□ 🍞........□ 🍎........□ ⏰........□

Raciones:..............□   Raciones:..............□   Raciones:..............□

Integral:..............□   Integral:..............□   Integral:..............□

| | 1 | 1 | 1 |
| | 2 | 2 | 2 |

| | 1 | 1 | 1 |
| | 2 | 2 | 2 |

	Raciones: ☐	Raciones: ☐	Raciones: ☐
...ciones: ☐			
...egral: ☐	Integral: ☐	Integral: ☐	Integral: ☐

NIVEL PRINCIPIANTE

NIVEL INTERMEDIO

NIVEL AVANZADO

NIVEL
PRINCIPIANTE

NIVEL
INTERMEDIO

NIVEL
AVANZADO

Controlas muy bien el no pasarte de raciones al día de hidratos de carbono, pero puede que haya que revisar el tamaño de esas raciones. Aunque hay fibra en tu alimentación, aún podemos dar un paso más adelante.

OBJETIVO: 3 raciones al día

TODOS LOS DÍAS: no sobrepasar la cantidad de 1 ración.

TODOS LOS DÍAS: 1 puñadito de frutos secos en el desayuno, media mañana o merienda.

TODOS LOS DÍAS: 2-3 dedos de pan cien por cien integral en la comida o la cena.

SEMANALMENTE: utilizar solo pasta integral y arroz integral.

SEMANALMENTE: utilizar solo patatas/batatas cocidas, al vapor, horno, microondas o *aifryer*.

Paso a paso...

1. Apunta en el planificador cuándo vas a consumir el puñado de frutos secos para planificarte con antelación.
2. Varía de fruto seco cada día, pero siempre al natural o tostados sin sal.
3. Añade en comida y/o cena 2-3 dedos de pan cien por cien integral.

4. Apunta con antelación qué días vas a comer pasta o arroz y recuerda comprarlos integrales.

5. No sobrepases las 3 raciones de hidratos de carbono al día (salvo que estés haciendo actividad física moderada vigorosa al menos 3-4 días a la semana).

6. Ajusta las cantidades que consumes a la ración recomendada que hemos visto en el capítulo.

7. Recuerda utilizar formas de cocinado saludables como el horno, la cocción, al vapor, microondas o *airfryer* antes que la fritura, o comprar los productos listos para consumir.

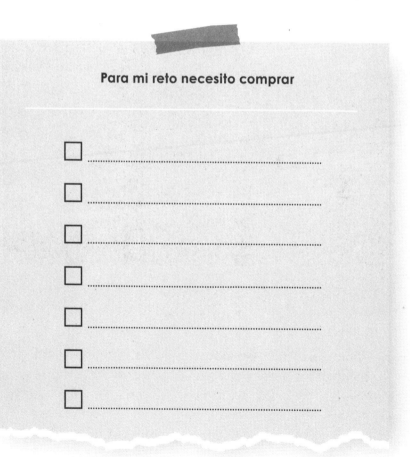

Para mi reto necesito comprar

☐ ....

☐ ....

☐ ....

☐ ....

☐ ....

☐ ....

☐ ....

NIVEL PRINCIPIANTE

NIVEL INTERMEDIO

NIVEL AVANZADO

	Lunes	Martes	Miércoles
Desayuno	🍎 .... ☐ ⏰ .... ☐	🍎 .... ☐ ⏰ .... ☐	🍎 .... ⏰ ....
Media mañana	🥜 .... ☐ 🍎 .... ☐	🥜 .... ☐ 🍎 .... ☐	🥜 .... 🍎 ....
Comida	1 .... ☐ 2 .... ☐ 🥖 .... ☐ 🍎 .... ☐ ⏰ .... ☐	1 .... ☐ 2 .... ☐ 🥖 .... ☐ 🍎 .... ☐ ⏰ .... ☐	1 .... 2 .... 🥖 .... 🍎 .... ⏰ ....
Merienda	🥜 .... ☐ 🍎 .... ☐	🥜 .... ☐ 🍎 .... ☐	🥜 .... 🍎 ....
Cena	1 .... ☐ 2 .... ☐ 🥖 .... ☐ 🍎 .... ☐ ⏰ .... ☐	1 .... ☐ 2 .... ☐ 🥖 .... ☐ 🍎 .... ☐ ⏰ .... ☐	1 .... 2 .... 🥖 .... 🍎 .... ⏰ ....
🌾	Raciones: .... ☐	Raciones: .... ☐	Raciones: ....
🍚🍝	Integral: .... ☐	Integral: .... ☐	Integral: ....

Jueves	Viernes	Sábado	Domingo
.... ☐	🍎 .... ☐	🍎 .... ☐	🍎 .... ☐
.... ☐	⏰ .... ☐	⏰ .... ☐	⏰ .... ☐
.... ☐	🥔 .... ☐	🥔 .... ☐	🥔 .... ☐
.... ☐	🍎 .... ☐	🍎 .... ☐	🍎 .... ☐
.... ☐	1 .... ☐	1 .... ☐	1 .... ☐
.... ☐	2 .... ☐	2 .... ☐	2 .... ☐
.... ☐	🍞 .... ☐	🍞 .... ☐	🍞 .... ☐
.... ☐	🍎 .... ☐	🍎 .... ☐	🍎 .... ☐
.... ☐	⏰ .... ☐	⏰ .... ☐	⏰ .... ☐
.... ☐	🥔 .... ☐	🥔 .... ☐	🥔 .... ☐
.... ☐	🍎 .... ☐	🍎 .... ☐	🍎 .... ☐
.... ☐	1 .... ☐	1 .... ☐	1 .... ☐
.... ☐	2 .... ☐	2 .... ☐	2 .... ☐
.... ☐	🍞 .... ☐	🍞 .... ☐	🍞 .... ☐
.... ☐	🍎 .... ☐	🍎 .... ☐	🍎 .... ☐
.... ☐	⏰ .... ☐	⏰ .... ☐	⏰ .... ☐
ciones: .... ☐	Raciones: .... ☐	Raciones: .... ☐	Raciones: .... ☐
egral: .... ☐	Integral: .... ☐	Integral: .... ☐	Integral: .... ☐

¿TE ESTÁ COSTANDO?

Puede que, aunque parezca fácil, llevar a la práctica en el día a día el cambio que te has propuesto no sea un camino de rosas. Para las barreras que te puedas encontrar, aquí tienes algunos trucos:

1. **Falso arroz integral.** El arroz integral puede que sea el alimento que más nos cuesta comer integral, tanto por el tiempo que tarda en prepararse como por la textura final del mismo. Por eso, si no acabas de cogerle el gusto, alterna un día integral y otro día refinado, y acompáñalo con mucha verdura para complementarlo bien de nutrientes y fibra.

2. **Raciones congeladas.** Como habrás visto, salvo en casas con mucha gente, la barra de pan no se llega a consumir en el día. Y como tampoco queremos tirar comida, cuando la compres, corta la barra en raciones de 2-3 dedos, envuélvelas en papel film o de aluminio y congela raciones. Tan solo tendrás que sacar del congelador cada noche las dos raciones que vayas a consumir al día siguiente.

3. **Patatas cocidas al microondas.** Para una guarnición rápida, siempre están las socorridas patatas y boniatos (batatas). De hecho, podemos «cocerlas» rápidamente en el microondas para acompañar una comida o una cena. Sin pelarlas, pincha las patatas con un palillo para evitar que estalle dentro del microondas, envuélvelas en film transparente dándole al menos tres vueltas y calienta en dos tandas de 5 minutos, dejando un minuto entre una cocción y otra.

En el mercado también venden bolsas de tela especiales para cocer patatas, pero si no las encuentras ni las tienes a mano, este truco siempre te vendrá bien.

RETO EXTRA para todos los niveles

La comida y la cena son las dos comidas más completas del día, y frecuentemente las más contundentes. Supone la gran mayoría del aporte de nutrientes del día y donde más grupos de alimentos solemos incluir. Por eso su peso en nuestra alimentación es muy importante. Pero, muchas veces, por nuestro estilo de vida no les dedicamos el tiempo que se merecen, o incluso nos las saltamos haciendo un picoteo rápido que puede contribuir a desequilibrar la dieta.

OBJETIVO: 20 minutos de comida y cena

TODOS LOS DÍAS: sentarse a comer y cenar e invertir, como mínimo, 20 minutos.

Paso a paso...

1. Apunta en el planificador lo que vas a comer y cenar cada día.
2. Calcula tus horarios para que puedas invertir, al menos, 20 minutos en estar sentado durante la comida y la cena.
3. Prepara la mesa, siéntate y consume tus alimentos.

4. Apunta en el planificador cuánto tiempo has invertido cada día en la comida y la cena.

 ¿Y SI NO TENGO TIEMPO PARA COCINAR LAS COMIDAS Y CENAS?

Puede que el problema no resida en no tener el tiempo necesario en comer y cenar tranquilo, sentado y masticando, sino que solo en cocinar ya se nos consuma el hueco que tenemos en el día dedicado a las comidas.

Una opción que nos ayuda a simplificar este proceso y evita que caigamos en comer lo primero que cogemos de la nevera, incluso para no acabar tirando de platos preparados o comida para llevar, es el famoso *batch cooking*, o lo que es lo mismo, utilizar un día para cocinar todo lo que vas a comer durante la semana.

Un buen día para hacerlo suele ser los sábados o domingos, cuando tenemos más tiempo para cocinar. Puedes aprovechar para hacer recetas que partan de un punto en común, como el sofrito. O, ya que enciendes el horno, cocinar a la vez varios alimentos.

¿Estás listo para el siguiente reto?

Después de acabar tu semana, puede que tengas ganas de empezar con el siguiente cambio en tu alimentación. Pero antes de pasar al nuevo reto, contesta la siguiente pregunta:

¿Cuántos días de la semana has logrado cumplir tu objetivo?

- a. Menos de 3 días.
- b. Entre 3 y 5 días, incluyendo algún día del fin de semana.
- c. Más de 5 días.

Respuesta A: Deberías lograr tu objetivo más días para que el cambio esté asentado. Como no tenemos prisa, prueba otra semana a hacer el reto y a aumentar el número de días que lo consigues.

Respuesta B: Es un buen resultado, y si además no te ha costado mucho lograrlo, puedes plantearte pasar al siguiente reto.

Respuesta C: No lo dudes. Es muy probable que este reto ya esté interiorizado, por lo que lánzate al siguiente cambio en tu alimentación.

¿CUÁL ES EL SIGUIENTE RETO?

Ahora que has logrado el objetivo de este capítulo, tienes dos opciones: o intentas lograr el objetivo de un nivel superior al que has hecho hasta ahora, o pasas al siguiente capítulo para trabajar otro grupo de alimentos.

5
Un tema de la leche

Un postre sin queso es como una doncella hermosa pero tuerta.
ANTHELME BRILLAT-SAVARIN (1755-1826)

Este capítulo podemos decir que es opcional. En él nos vamos a centrar en los lácteos, que, como veremos, son muy interesantes nutricionalmente. De hecho, una gran frase que he escuchado en mi carrera profesional es «no hay un vaso de nada que tenga tantos nutrientes como un vaso de leche». Pero esto no quiere decir que sean obligatorios o indispensables. Se puede conseguir llevar una dieta perfectamente equilibrada sin necesidad de tomar lácteos. Eso sí, con algunos nutrientes es más complicado llegar a ciertas ingestas recomendadas si no lo hacemos de la manera correcta o de la mano de un profesional que nos asesore.

Debe quedar claro que en este capítulo vamos a hablar de lácteos, es decir, vamos a hablar de la leche y los derivados de la leche, fundamentalmente de vaca, aunque también incluye leche de otros animales como cabra u oveja, pero no de bebidas o postres vegetales, que, aunque en apariencia se parecen a la leche y los lácteos, nutricionalmente no son comparables. Ni mejores ni peores, pero no son comparables. Es como comparar peras con panes.

Mucho más que calcio para tus huesos

Hemos oído mil veces que los lácteos son ricos en calcio y que son muy importantes para tener una buena salud ósea. Esto no es mentira. Aunque hay otros alimentos que pueden aportar más calcio por 100 gramos si lo comparamos con la leche y los lácteos, cuando vemos su biodisponibilidad (es decir, cuánto calcio realmente absorbe y utiliza el cuerpo, no solo para los huesos, sino para todas las funciones que tiene el calcio), los lácteos son claramente superiores. En realidad, las raciones de lácteos se calculan como equivalencia de aporte de calcio respecto a un vaso de leche.

Asimismo habrás oído que aportan vitamina D, que es fundamental para la correcta asimilación del calcio y para otras funciones importantes del cuerpo. De hecho, esta vitamina que también podemos sintetizar gracias a la luz del sol sobre nuestra piel tiene funciones casi de hormona. Evidentemente no solo está en los lácteos, pero sí, por la frecuencia que históricamente hemos venido consumiéndolos, son una de las fuentes importantes.

Lo que se nos suele olvidar es que los lácteos también aportan agua. Y mucha. Entre un 80 y un 87 por ciento del vaso de leche es agua, algo que es importante para la hidratación del cuerpo. También contiene otras vitaminas hidrosolubles y sales minerales. Por ejemplo, vitamina A y E, presente dentro de la grasa de la leche, o vitaminas como la B1, B2, B3, B6, la famosa B12, vitamina C, biotina o ácido fólico. Por otro lado, además de calcio, la leche es rica en potasio, fósforo, yodo, sodio, cloro, magnesio y zinc. Al haber leído esto, ahora entenderás la frase que he comentado al inicio: no hay un vaso de nada que tenga más nutrientes que un vaso de leche. Pero esto no acaba aquí.

LA LATA DE LA LACTOSA

Los lácteos también tienen carbohidratos. En concreto, la lactosa es el azúcar intrínseco y natural de la leche, un nutriente que se ha puesto de moda y en el centro de todos los objetivos gracias al boom de los alimentos sin lactosa. Evidentemente, para las personas diagnosticadas (importante: diagnosticadas) de intolerancia o cuyo consumo esté desaconsejado por un médico, la recomendación es evitar su consumo y buscar productos sin lactosa. Pero para el resto de las personas, no está justificado evitarla. De hecho, consumiendo productos sin lactosa durante un periodo continuado de tiempo podemos llegar a generarnos nosotros mismos una intolerancia (y la lactosa no solo se encuentra en la leche, también en otros productos como en medicamentos). Además, entre sus funciones no solo está dar energía o sabor dulce a la leche: tiene efectos prebióticos sobre la flora intestinal, contribuye a la correcta asimilación del calcio y, entre otros beneficios, parece estar relacionada con el correcto desarrollo neuronal de los bebés y niños.

Probióticos, flora intestinal y más allá de los nutrientes

Realmente los lácteos han sido el grupo de alimentos que, para bien y para mal, más portadas de revistas han copado. Uno de los motivos es por el efecto probiótico de los yogures y las leches fermentadas, que cuidan y mantienen sana nuestra flora intestinal (microbioma, microbiota, o de la manera que le hayan querido llamar, puesto que se le da diferentes nombres en la prensa).

Los lácteos no solo es la leche. Esta se puede fermentar y generar otros productos como los quesos y el yogur. La diferencia entre uno y otro es que el queso se madura y mata a los fermentos responsables de que se transforme la leche en este producto, mientras que en el yogur se mantienen vivos porque, después de fermentar la leche, no hay una fase de maduración. Este también es el motivo por el que el yogur se debe conservar en la nevera: para mantener vivos estos microorganismos fermentadores.

Estos ayudan a repoblar nuestra microbiota, o, lo que es lo mismo, la colonia de microorganismos que conviven con nosotros en nuestro tracto gastrointestinal y que tiene funciones beneficiosas para nosotros. Es lo que conocemos como alimento probiótico, que, aparte de nutrir, nos ofrece este beneficio añadido.

Además de protegernos, cada día se descubren nuevas funciones que los convierten en un factor importante para nuestra salud general. De ahí que, además de la leche u otros lácteos, el yogur y las leches fermentadas sean una parte importante de la dieta. Aunque no son los únicos alimentos con efecto probiótico.

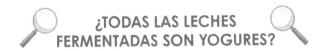

¿TODAS LAS LECHES FERMENTADAS SON YOGURES?

No tiene por qué. Legalmente, para que un producto se llame yogur debe estar fermentado y contener dos bacterias acidolácticas: *Lactobacillus bulgaricus* y *Streptococcus thermophilus*. Si quitamos una de ellas o añadimos un tercer microorganismo, ya no se le puede denominar yogur y se le llama leche fermentada, como los que contienen *Lactobacillus casei*, esteroles vegetales o tienen un proceso diferente de elaboración como el kéfir o el skyr.

Y, además, grasas y proteínas

Hemos hecho un repaso por casi todos los nutrientes de los lácteos, pero no debemos olvidarnos de otros dos también muy importantes y que tienen mucho interés nutricional: las proteínas de la leche y la grasa, también conocida como nata.

Los lácteos son alimentos eminentemente proteicos. Y no cualquier proteína: son de alto valor biológico. Esto quiere decir que su aporte de aminoácidos esenciales es muy interesante. Destaca la caseína, que constituye casi el 80 por ciento de las proteínas de la leche; es una proteína «completa», es decir, que aporta todos los aminoácidos esenciales que el cuerpo no puede generar por sí mismo y que necesitamos incorporar en nuestra alimentación. Estas proteínas de la leche son tan interesantes que puede que hayas visto que en los gimnasios toman unos polvitos llamados *whey protein.* Aunque el nombre quede muy moderno, no es más que, en inglés, proteínas del suero de la leche. ¿Por qué lo toman? Porque se ha demostrado que evita la pérdida de masa muscular asociada al envejecimiento, aumenta la fuerza, la resistencia y la recuperación después del entrenamiento deportivo.

Por último, nos queda hablar de la nata, la grasa de la leche, una grasa de tipo saturado que siempre ha tenido muy mala prensa e hizo que las ventas de yogures y leches desnatados o semidesnatados subieran. Se pensaba que, al ser una grasa saturada, era poco cardiosaludable. Todo lo contrario. Además de aumentar el poder saciante de los lácteos, se ha demostrado que este tipo de grasa es cardiosaludable e, incluso, ayuda a mantener el peso corporal. Eso sí, dentro de los lácteos. No significa que ahora tengamos que echar o tomar nata a todo en nuestra cocina, pero de elegir leche o yogur, siempre mejor entero y sin azúcares añadidos. De hecho, en la leche entera (con la que se elabora el yogur) suele ajustarse el contenido de grasa que proviene de la vaca, hasta dejarlo en, mínimo, un 3,5 por ciento, que es la que solemos consumir los humanos.

 ¿Y EL QUESO?

Es el tercer lácteo por excelencia. Como la leche o el yogur, el queso es fuente de calcio, vitamina D, proteínas y grasa láctea. La clave está en este último nutriente. Los quesos frescos, por ejemplo, el tipo Burgos, se consideran de consumo diario, mientras que los semicurados y curados son de consumo ocasional. ¿Por qué? Porque estos dos últimos tipos han sufrido un proceso de maduración y curado, donde han perdido parte del suero y han concentrado la grasa. Es decir, 100 gramos de queso fresco van a tener menor cantidad de grasa que 100 gramos de queso semi o curado. Por eso, de forma diaria, los quesos de elección deben ser los frescos.

¿Cuántos lácteos hay que comer al día?

La leche, yogures, leches fermentadas y quesos frescos son, aunque opcional, de consumo diario. Ya hemos dicho al inicio del capítulo que no es esencial tomarlos, aunque hemos visto por qué son interesantes, salvo que padezcas alergia a la proteína de la leche de vaca u otra condición que te impida tomarlos. Su recomendación se basa en la cantidad de calcio que se calcula que necesitamos cada día; gracias a los lácteos, además de tomarla, el cuerpo es capaz de asimilarla.

2-3 RACIONES AL DÍA

¿Qué es una ración?

Con algunos lácteos tenemos claro qué es una ración, pero otras veces no, especialmente con la leche o con el queso. Hablamos de raciones «calcioequivalentes», es decir, qué cantidad de yogur, leches fermentadas o quesos aportan la misma cantidad de calcio que un vaso de leche. Contamos con la dificultad añadida de que la leche la mezclamos con café o té, lo que ya hace que el vaso no sea enteramente leche. Una ración sería, aproximadamente:

¿QUÉ ES UNA RACIÓN?

Leche entera,
semidesnatada
o desnatada
1 vaso (250 ml)

Yogur y leches
fermentadas
1 unidad (125 g)

Queso fresco
(cottage, de Burgos, requesón,
quark, feta, mozarella...)
1 tarrina pequeña o 125 g

Quesos semigrasos/
semicurados
(manchego semi, azul, gouda,
brie, parmesano,...)
Una cuña pequeña 60 g

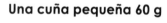

Quesos grasos/curados
(manchego curado, gruyère,
gorgonzola, roquefort, para
untar...)
Una cuña pequeña 40 g

¿LOS «YOGURES» DE SOJA CUENTAN?

Las bebidas vegetales, como las de soja, avena o arroz, entre otras, y los postres vegetales de estos mismos alimentos comercializados en tarritos que nos recuerdan al yogur no cabe duda de que son interesantes nutricionalmente y que nos aportan nutrientes. Pero no se deben comparar, ni mucho menos sustituir, por los lácteos. Estos alimentos provienen del mundo vegetal, mientras que los lácteos provienen del mundo animal, por lo que aportan nutrientes y cantidades diferentes. Ni mejor ni peor, diferente. Además, aunque cada vez realizan formulaciones más parecidas a la leche y los yogures, y con menos azúcares añadidos, hoy en día no hay ninguna que podamos decir que haya logrado ser igual. Son alimentos complementarios en la dieta, pero no cuentan como ración de lácteo.

Ya, pero es que...

Los lácteos en general, y la leche en particular, han sido muchas veces objetivos de mala prensa. De hecho, llegó a considerársela como «uno de los venenos blancos de la alimentación». Ya hemos visto en la primera parte del capítulo que nada más lejos de la realidad, pero aun así vamos a explicar algunos de los bulos que seguramente alguna vez has escuchado:

1. **El hombre es el único animal que toma leche después de la lactancia.** Y chipirones en su tinta, horchata o paella. El hombre es muy diferente en su alimentación al resto de los animales por su capacidad de cocinar y transformar los alimentos y por la mutación genética que sufrimos tras haber desarrollado la ganadería en la prehistoria. Este es el principal motivo de que consumamos leche después de destetarnos de nuestra madre: tenemos la capacidad para obtenerla de los animales. ¿Qué pasa si le ofreces leche a un perro o un gato? Muchos de ellos se la beberán, así que no somos el único animal que lo hace, pero sí el único que ha conseguido hacerlo y beneficiarse de sus nutrientes.

2. **La leche genera mocos.** Nada más lejos de la realidad. No hay ningún estudio científico que haya demostrado consistentemente esta afirmación. Este bulo se ha extendido entre la población, pero más concretamente entre los niños. Muchas veces basado en el *amimefuncionismo*, o lo que es lo mismo: «A mí cuando estoy resfriado me sienta mejor no tomar leche». Esto es completamente contrario al método científico.

3. **La leche y los lácteos vienen con hormonas que dan a las vacas.** Un mito también muy extendido es que la leche contiene hormonas que provienen de las explotaciones ganaderas. Totalmente falso. De hecho, desde 2009 existe un real decreto donde se prohíbe expresamente el uso de hormonas en la cría de ganado. Para los que crean que no se cumple la ley, la EFSA (Autoridad Europea de Seguridad Alimentaria) realiza controles periódicos para comprobar que la industria sigue las pautas marcadas, por lo que puedes seguir tomando lácteos sin el miedo a estar tomando otras sustancias. Las autoridades velan por ello.

¡ADELANTE CON EL RETO!

Ahora que hemos aprendido por qué debemos hacer este cambio en nuestra alimentación, recuerda qué nivel obtuviste en el test previo.

Recuerda: planificar y comprobar

1. Lee el objetivo de tu nivel.
2. Planifica cómo lo vas a hacer: qué vas a comer en cada comida.
3. Anota qué necesitas comprar para cumplirlo.
4. Señala con un tick (✔) si lo has cumplido.
5. Comprueba con el cuestionario final si estás listo para pasar al siguiente reto con tu alimentación.

Para ayudarte en esta tarea, en cada capítulo —y adaptado a cada nivel— vas a encontrar dos herramientas muy sencillas:

• Un **espacio para anotar tu lista de la compra,** donde puedes pensar y apuntar los alimentos que necesitas para cumplir el reto durante la semana.

• Un **planificador** donde puedes ir seleccionando y escribiendo cuándo vas a comer y el qué durante esta semana para cumplir tu reto.

Además, dentro del planificador y al lado de cada reto encontrarás un cuadro donde ir poniendo tu tick según vayas cumpliéndolo, o un espacio para apuntar el número de raciones, para anotar las veces que haces el reto común o, en definitiva, para completar lo que puedas necesitar en cada capítulo.

NIVEL PRINCIPIANTE　　**NIVEL INTERMEDIO**　　NIVEL AVANZADO

Los lácteos no están muy presentes en tu alimentación. Si acaso algún yogur cuando te acuerdas, un trozo de queso cuando lo sacan en alguna reunión con la familia o amigos, o la leche que acompaña al café o el té. Como hemos visto todo lo que pueden ayudar para cubrir las necesidades de nutrientes de nuestro cuerpo, vamos a empezar a darles un poco de protagonismo en nuestro día a día.

OBJETIVO: 2 raciones de lácteos al día

TODOS LOS DÍAS: 1 vaso de leche de 250 ml.
TODOS LOS DÍAS: 1 yogur natural, entero y sin azúcar.

Paso a paso...

1. Sobre el planificador, apunta cuándo vas a consumir el vaso de leche. No tiene por qué ser solo en el desayuno, puede ser en cualquier comida, o antes de irte a dormir.
2. Después, apunta cuándo vas a consumir el yogur. Puede ser como postre de la cena o la comida, o en cualquier comida, incluso en el desayuno.
3. No sustituyas ninguna ración de fruta por yogur, son complementarios. De hecho, pueden estar ambos en la misma comida, como por ejemplo en el desayuno, la media mañana o la merienda.

4. Si la leche te sienta pesada, mejor consúmela a primera hora del día evitando la tarde y la noche para dormir mejor.

Para mi reto necesito comprar

☐ ....

☐ ....

☐ ....

☐ ....

☐ ....

☐ ....

☐ ....

☐ ....

☐ ....

	Lunes	Martes	Miércoles
Desayuno	🍎.............□ ⏰.............□	🍎.............□ ⏰.............□	🍎.............□ ⏰.............□
Media mañana	🥜.............□	🥜.............□	🥜.............□
Comida	1...............□ 2...............□ 🍞.............□ 🍎.............□ ⏰.............□	1...............□ 2...............□ 🍞.............□ 🍎.............□ ⏰.............□	1...............□ 2...............□ 🍞.............□ 🍎.............□ ⏰.............□
Merienda	🥜.............□	🥜.............□	🥜.............□
Cena	1...............□ 2...............□ 🍞.............□ 🍎.............□ ⏰.............□	1...............□ 2...............□ 🍞.............□ 🍎.............□ ⏰.............□	1...............□ 2...............□ 🍞.............□ 🍎.............□ ⏰.............□

Leche □ Leche □ Leche □

Yogur □ Yogur □ Yogur □

NIVEL PRINCIPIANTE

NIVEL INTERMEDIO

NIVEL AVANZADO

Jueves	Viernes	Sábado	Domingo
☐	🍎 ☐	🍎 ☐	🍎 ☐
☐	⏰ ☐	⏰ ☐	⏰ ☐
☐	🥔 ☐	🥔 ☐	🥔 ☐
☐	1 ☐	1 ☐	1 ☐
☐	2 ☐	2 ☐	2 ☐
☐	🍞 ☐	🍞 ☐	🍞 ☐
☐	🍎 ☐	🍎 ☐	🍎 ☐
☐	⏰ ☐	⏰ ☐	⏰ ☐
☐	🥔 ☐	🥔 ☐	🥔 ☐
☐	1 ☐	1 ☐	1 ☐
☐	2 ☐	2 ☐	2 ☐
☐	🍞 ☐	🍞 ☐	🍞 ☐
☐	🍎 ☐	🍎 ☐	🍎 ☐
☐	⏰ ☐	⏰ ☐	⏰ ☐
he ☐	Leche ☐	Leche ☐	Leche ☐
jur ☐	Yogur ☐	Yogur ☐	Yogur ☐

NIVEL PRINCIPIANTE

NIVEL INTERMEDIO

NIVEL AVANZADO

Tomas lácteos, pero no acabas de llegar a cumplir la recomendación. Y aunque te estás beneficiando ya de sus propiedades y beneficios, aún puedes llegar a las 3 raciones al día y asegurarte de que cumples la recomendación diaria de calcio y otros nutrientes.

OBJETIVO: 3 raciones de lácteos al día

TODOS LOS DÍAS: 1 vaso de leche de 250 ml.
TODOS LOS DÍAS: 1 yogur natural, entero y sin azucarar.
TODOS LOS DÍAS: 125 gramos de queso fresco.

Paso a paso...

1. Sobre el planificador, apunta cuándo vas a consumir el vaso de leche. No tiene por qué ser solo en el desayuno, puede ser en cualquier comida, o antes de irte a dormir.
2. Después, apunta cuándo vas a consumir el yogur. Puede ser como postre de la cena o la comida, o en cualquier comida, incluso en el desayuno.
3. No sustituyas ninguna ración de fruta por yogur, son complementarios. De hecho, pueden estar ambos en la misma comida, como por ejemplo en el desayuno, la media mañana o la merienda.

UN TEMA DE LA LECHE

4. Si la leche te sienta pesada, mejor consúmela a primera hora del día, evitando la tarde y la noche para dormir mejor.
5. Por último, añade en tu planificador el queso fresco.
6. Puedes consumirlo como tal en cualquier comida, o añadirlo a alguna preparación como ensaladas, tostadas o como postre acompañado de fruta. Pruébalo con uvas.

Para mi reto necesito comprar

☐ ....
☐ ....
☐ ....
☐ ....
☐ ....
☐ ....
☐ ....

	Lunes	Martes	Miércoles
Desayuno	🍎............ ☐ ⏰............ ☐	🍎............ ☐ ⏰............ ☐	🍎............ ⏰............
Media mañana	🥔............ ☐ 🍎............ ☐	🥔............ ☐ 🍎............ ☐	🥔............ 🍎............
Comida	1............ .... ☐ 2............ .... ☐ 🍞............ ☐ 🍎............ ☐ ⏰............ ☐	1............ .... ☐ 2............ .... ☐ 🍞............ ☐ 🍎............ ☐ ⏰............ ☐	1............ .... 2............ .... 🍞............ 🍎............ ⏰............
Merienda	🥔............ ☐ 🍎............ ☐	🥔............ ☐ 🍎............ ☐	🥔............ 🍎............
Cena	1............ .... ☐ 2............ .... ☐ 🍞............ ☐ 🍎............ ☐ ⏰............ ☐	1............ .... ☐ 2............ .... ☐ 🍞............ ☐ 🍎............ ☐ ⏰............ ☐	1............ .... 2............ .... 🍞............ 🍎............ ⏰............

🥛 Leche	☐ Leche	☐ Leche	
🥄 Yogur	☐ Yogur	☐ Yogur	
✉ Queso fresco	☐ Queso fresco	☐ Queso fresco	

Jueves	Viernes	Sábado	Domingo
.... ☐	🍎 .... ☐	🍎 .... ☐	🍎 .... ☐
.... ☐	⏰ .... ☐	⏰ .... ☐	⏰ .... ☐
.... ☐	🥔 .... ☐	🥔 .... ☐	🥔 .... ☐
.... ☐	🍎 .... ☐	🍎 .... ☐	🍎 .... ☐
.... ☐	1 .... ☐	1 .... ☐	1 .... ☐
.... ☐	2 .... ☐	2 .... ☐	2 .... ☐
...... ☐	🍞 .... ☐	🍞 .... ☐	🍞 .... ☐
.... ☐	🍎 .... ☐	🍎 .... ☐	🍎 .... ☐
.... ☐	⏰ .... ☐	⏰ .... ☐	⏰ .... ☐
.... ☐	🥔 .... ☐	🥔 .... ☐	🥔 .... ☐
.... ☐	🍎 .... ☐	🍎 .... ☐	🍎 .... ☐
.... ☐	1 .... ☐	1 .... ☐	1 .... ☐
.... ☐	2 .... ☐	2 .... ☐	2 .... ☐
...... ☐	🍞 .... ☐	🍞 .... ☐	🍞 .... ☐
.... ☐	🍎 .... ☐	🍎 .... ☐	🍎 .... ☐
.... ☐	⏰ .... ☐	⏰ .... ☐	⏰ .... ☐
:he ☐	Leche ☐	Leche ☐	Leche ☐
gur ☐	Yogur ☐	Yogur ☐	Yogur ☐
eso fresco ☐	Queso fresco ☐	Queso fresco ☐	Queso fresco ☐

NIVEL PRINCIPIANTE

NIVEL INTERMEDIO

NIVEL AVANZADO

NIVEL PRINCIPIANTE

NIVEL INTERMEDIO

NIVEL AVANZADO

Para ti los lácteos no son ningún misterio. Ya tienes interiorizado que, cada día, debes tomar 3 raciones, y que además no solo de leche y yogur vive el hombre: el queso fresco es frecuente en tu menú diario. Pero ¿y si ampliamos un poco las fronteras? Hay todo un mundo de lácteos y leches fermentadas que puedes combinar para hacer más variada la dieta y lo que te aporta.

OBJETIVO: 3 raciones de lácteos al día variando leches fermentadas

TODOS LOS DÍAS: 1 vaso de leche de 250 ml.
TODOS LOS DÍAS: 125 gramos de queso fresco.
TODOS LOS DÍAS: 2 yogures y/o leches fermentadas.

Paso a paso...

1. Sobre el planificador, apunta cuándo vas a consumir el vaso de leche. No tiene por qué ser solo en el desayuno, puede ser en cualquier comida, o antes de irte a dormir.
2. Si la leche te sienta pesada, mejor consúmela a primera hora del día evitando la tarde y la noche para dormir mejor.
3. Después, apunta cuándo vas a consumir los yogures o leches fermentadas. Puede ser como postre de la cena o la comida, o en cualquier comida, incluso en el desayuno.

4. Además de los yogures, prueba a ir alternando y variando con otras leches fermentadas como el kéfir, el skyr u otras que a veces encuentras en el supermercado, como el leben, filmjölk o kumys.

5. No sustituyas ninguna ración de fruta por yogur o leche fermentada, son complementarios. De hecho, pueden estar ambos en la misma comida, como por ejemplo en el desayuno, la media mañana o la merienda.

6. Por último, añade en tu planificador el queso fresco.

7. Puedes consumirlo como tal en cualquier comida, o añadirlo a alguna preparación como ensaladas, tostadas o como postre acompañado de fruta. Pruébalo con uvas.

Para mi reto necesito comprar

☐ ....

☐ ....

☐ ....

☐ ....

☐ ....

NIVEL PRINCIPIANTE

NIVEL INTERMEDIO

NIVEL AVANZADO

	Lunes	Martes	Miércoles
Desayuno	🍎 .... ☐ ⏰ .... ☐	🍎 .... ☐ ⏰ .... ☐	🍎 .... ⏰ ....
Media mañana	🥔 .... ☐ 🍎 .... ☐	🥔 .... ☐ 🍎 .... ☐	🥔 .... 🍎 ....
Comida	1 .... ☐ 2 .... ☐ 🍞 .... ☐ 🍎 .... ☐ ⏰ .... ☐	1 .... ☐ 2 .... ☐ 🍞 .... ☐ 🍎 .... ☐ ⏰ .... ☐	1 .... 2 .... 🍞 .... 🍎 .... ⏰ ....
Merienda	🥔 .... ☐ 🍎 .... ☐	🥔 .... ☐ 🍎 .... ☐	🥔 .... 🍎 ....
Cena	1 .... ☐ 2 .... ☐ 🍞 .... ☐ 🍎 .... ☐ ⏰ .... ☐	1 .... ☐ 2 .... ☐ 🍞 .... ☐ 🍎 .... ☐ ⏰ .... ☐	1 .... 2 .... 🍞 .... 🍎 .... ⏰ ....

	Lunes	Martes	Miércoles
Leche	☐	Leche ☐	Leche
Yogur	☐	Yogur ☐	Yogur
Leche ferment.	☐	Leche ferment. ☐	Leche ferment.
Queso fresco	☐	Queso fresco ☐	Queso fresco

	Jueves	Viernes	Sábado	Domingo
	☐	🍎 ☐	🍎 ☐	🍎 ☐
	☐	⏰ ☐	⏰ ☐	⏰ ☐
	☐	🥔 ☐	🥔 ☐	🥔 ☐
	☐	🍎 ☐	🍎 ☐	🍎 ☐
		1	1	1
	☐	☐	☐	☐
		2	2	2
	☐	☐	☐	☐
	☐	🍞 ☐	🍞 ☐	🍞 ☐
	☐	🍎 ☐	🍎 ☐	🍎 ☐
	☐	⏰ ☐	⏰ ☐	⏰ ☐
	☐	🥔 ☐	🥔 ☐	🥔 ☐
	☐	🍎 ☐	🍎 ☐	🍎 ☐
		1	1	1
	☐	☐	☐	☐
		2	2	2
	☐	☐	☐	☐
	☐	🍞 ☐	🍞 ☐	🍞 ☐
	☐	🍎 ☐	🍎 ☐	🍎 ☐
	☐	⏰ ☐	⏰ ☐	⏰ ☐
che ☐	Leche ☐	Leche ☐	Leche ☐
gur ☐	Yogur ☐	Yogur ☐	Yogur ☐
che ferment. ☐	Leche ferment. ☐	Leche ferment. ☐	Leche ferment. ☐
eso fresco ☐	Queso fresco ☐	Queso fresco ☐	Queso fresco ☐

NIVEL PRINCIPIANTE

NIVEL INTERMEDIO

NIVEL AVANZADO

¿TE ESTÁ COSTANDO?

Si al empezar a tomar 3 raciones de lácteos al día, y encima variando entre leche, yogures, leches fermetandas y quesos, empiezas a notar que te cuesta, aquí tienes trucos para ayudarte a conseguirlo. Si sientes que te hinchas o tienes cualquier otro síntoma raro: acude al médico.

1. **La leche, mejor por la mañana.** Hay personas a las que digerir la leche les cuesta más. Ya sea por la lactosa, por el tipo de proteínas que tiene o por la cantidad de nata, parece que sienta «pesada» al estómago. Por eso, antes de quitarla o tomar otro lácteo, prueba a beberla en la primera mitad del día, cuando hay más luz y el cuerpo favorece más la digestión. Además, evitarás irte a la cama hinchado o con sensación de pesadez.

2. **Engaña el sabor de los lácteos.** También es común que no nos guste el sabor de los lácteos y por eso nos cueste tomarlos. O que estemos acostumbrados a endulzarlo, ya sea con azúcar, miel o cacao soluble. Como el objetivo es tomarlos sin azúcar añadido, prueba a enmascarar su sabor con productos más saludables. Por ejemplo, podemos mezclar los yogures naturales con frutas muy dulces como arándanos, melocotón, plátano o cualquiera que te guste. En el caso de la leche, podemos añadir cacao puro en polvo desgrasado, el socorrido café o té, o achicoria. Evidentemente también tenemos la opción de los edulcorantes, pero mejor si empezamos a no acostumbrarnos a los sabores tan dulces y disfrutamos del sabor natural de los alimentos.

3. **Dos cafés, una ración.** Puede que te cueste llegar a consumir un vaso de leche de 250 ml porque estás acostumbrado a un cortado, el café con leche o leche con el té. No te preocupes, la regla de tres es sencilla. ¿Cuánta leche añades? Si es media taza, dos tazas serán una ración. Si es menos de media taza (una «nube» de leche), mejor que cuentes que cada tres tazas es una ración. Eso sí, prueba también a que el café o el té no siempre sea con cafeína o teína. Hay variedades descafeinadas para que no acabes de los nervios.

RETO EXTRA para todos los niveles

Uno de los principales factores que hace que abandonemos cualquier dieta o cambio en la alimentación es el hambre. Cuando hay hambre, sea del tipo que sea, se nos nubla la razón y nos pueden los instintos.

Aunque depende mucho del ritmo de vida de cada uno, los tentempiés entre comidas principales nos ayudan a llegar sin demasiada hambre y que nuestro cerebro sea capaz de razonar. De hecho, no hay nada más arraigado en nuestra cultura que la media mañana y la merienda.

> ## OBJETIVO: media mañana y merienda saludables
>
> TODOS LOS DÍAS: al menos los días laborables hacer la media mañana y/o merienda saludable.

Paso a paso...

1. Identifica a qué comida llegas con más hambre o en cuál no sueles seguir tu plan de cambio porque no razonas tanto lo que vas a comer.

2. Si es la comida, planifícate una media mañana saludable a base de fruta, lácteos, frutos secos crudos o tostados sin sal, o algún alimento a base de cereales cien por cien integrales sin azúcar añadido.

3. Si lo vas a consumir en el trabajo, prepáralo la noche anterior o busca alimentos que no requieran preparación, como un yogur, una pieza de fruta, etc.

4. Si por el contrario es la cena, además de no saltarte la comida, planifícate a media tarde, entre la hora que sueles comer y la que sueles cenar, una pequeña merienda. Al igual que la media mañana, debe ser a base de fruta, lácteos, frutos secos crudos o tostados sin sal, o algún alimento a base de cereales cien por cien integrales sin azúcar añadido.

5. No hace falta que ninguno de los dos «tentempiés» sea mucha cantidad, pero sí es interesante que sea variado: una mandarina con un puñado de nueces, un yogur con avellanas, etc.

6. Evita ultraprocesados, snacks de máquina o no planificar las medias mañanas y meriendas para acabar comiendo cualquier cosa para matar el hambre.

¿Estás listo para el siguiente reto?

Después de acabar tu semana, puede que tengas ganas de empezar con el siguiente cambio en tu alimentación. Pero antes de pasar al nuevo reto, contesta la siguiente pregunta:

¿Cuántos días de la semana has logrado cumplir tu objetivo?

  a. Menos de 3 días.
  b. Entre 3 y 5 días, incluyendo algún día
      del fin de semana.
  c. Más de 5 días.

Respuesta A: Deberías lograr tu objetivo más días para que el cambio esté asentado. Como no tenemos prisa, prueba otra semana a hacer el reto y a aumentar el número de días que lo consigues.

Respuesta B: Es un buen resultado, y si además no te ha costado mucho lograrlo, puedes plantearte pasar al siguiente reto.

Respuesta C: No lo dudes. Es muy probable que este reto ya esté interiorizado, por lo que lánzate al siguiente cambio en tu alimentación.

¿CUÁL ES EL SIGUIENTE RETO?

Ahora que has logrado el objetivo de este capítulo, tienes dos opciones: o intentas lograr el objetivo de un nivel superior al que has hecho hasta ahora o pasas al siguiente capítulo para trabajar otro grupo de alimentos.

6
La gracia de la grasa

Mientras tenga aceite, un escritor no se muere
de hambre.
ÉMILE ZOLA (1840-1902)

Para mejorar la calidad de nuestra alimentación es fundamental no pasar por alto las grasas alimentarias. Consumidas tanto en crudo como para cocinar, son un pilar de nuestra alimentación. Y no hablamos solo de sus calorías, sino también de los nutrientes que aportan. Además, cumplen una importante función tecnológica y organoléptica. Gracias a ellas conseguimos transformar los alimentos, haciéndolos más aprovechables y digeribles cuando los cocinamos, así como mejorando su palatabilidad. Son las encargadas de dar esa sensación fundente en la boca que tanto nos gusta y que activa todos los centros de recompensa cerebral. O, dicho de otra manera, comer grasas nos da placer.

Tradicionalmente, cuando nos proponemos mejorar nuestra dieta lo primero que suele venirnos a la cabeza es que debemos eliminar las grasas.

Pero en este capítulo vamos a comprender que no se trata tanto de descartarlas como de aprender cuál es la cantidad que necesitamos y por qué elegimos unas en vez de otras en nuestro día a día.

Más de un tipo de grasas

Cuando hablamos de grasas alimentarias nos referimos tanto a los aceites como a las grasas sólidas. Puede que la más conocida sea el aceite de oliva, concretamente el aceite de oliva virgen extra (AOVE): uno de los pilares fundamentales de la alimentación mediterránea y que más prensa ha ocupado desde que uno de los padres de la nutrición, Francisco Grande Covián, en contra de las corrientes científicas de su época, defendiera esta grasa como el milagro cardiosaludable de los países mediterráneos. Entre ellos, por supuesto, España.

Seguro que te suena la clasificación de las grasas que las divide en grasas saturadas, monoinsaturadas y poliinsaturadas. Esto se refiere a la estructura de la unidad fundamental que compone las grasas: los ácidos grasos. Más específicamente a su estructura química, donde las grasas saturadas no tienen dobles ni triples enlaces químicos en su cadena, mientras que las monoinsaturadas presentan uno y las poliinsaturadas dos o más. Esta singularidad de su estructura química es la que le otorga diferentes beneficios para el cuerpo a cada tipo.

Las grasas monoinsaturadas, como el aceite de oliva o el aguacate, ricas en ácido oleico, tienen la capacidad de bajar los niveles de colesterol LDL (más relacionado con enfermedades cardiovasculares cuando están en niveles altos) y aumentar los del colesterol HDL (vinculados con la protección cardiovascular). Por su parte, las poliinsaturadas también bajan los niveles de LDL, pero no varían en gran medida el HDL.

Por último, las grasas saturadas, de forma general, tienen un efecto contrario a las grasas monoinsaturadas: aumentan el colesterol LDL y no actúan sobre el HDL, justamente el tipo de colesterol sanguíneo con efecto protector.

¿TODAS LAS GRASAS SATURADAS SON IGUALES?

El aceite de oliva y el aguacate son grasas monoinsaturadas, mientras que los aceites de semillas como el de girasol o maíz, así como los frutos secos, son ricos en grasas poliinsaturadas. Pero el grupo de alimentos con grasas saturadas es mucho más amplio. Desde la grasa de los alimentos cárnicos como embutidos, panceta o beicon, como la grasa de la leche (la nata) y los lácteos, hasta el que más famoso se ha hecho últimamente: el coco. No todas las grasas saturadas son iguales. Al igual que la cantidad de insaturaciones (dobles enlaces en la cadena del ácido graso) hace que tengan beneficios diferentes, la longitud de la cadena en los ácidos grasos saturados hace que varíen los efectos sobre el colesterol. La grasa de los lácteos y la leche, incluyendo la nata y la mantequilla, es de cadena corta; se ha demostrado que son cardiosaludables dentro de una dieta equilibrada. Lo mismo pasa con la grasa del coco, que tiene ácidos grasos saturados de cadena media. El problema viene con la grasa saturada de cadena larga de grasas animales fundamentalmente. Es la que peor impacto tiene en los niveles de colesterol en sangre y la que, consumida de forma frecuente, aumenta el riesgo de una enfermedad cardiovascular. No hemos hablado de engordar o adelgazar, hablamos de salud.

AOVE María: más que calorías

Tanto por el tipo de grasa que tiene (monoinsaturada) como por otros beneficios que vamos a descubrir, el aceite de oliva virgen y virgen extra es el aceite de elección para consumir en crudo y cocinar.

No debemos olvidar que es una grasa y, como tal, es el nutriente que más calorías aporta (9 kcal por gramo, mientras que las proteínas y los hidratos de carbono aportan 4 kcal por gramo). Pero esto no debe alejarnos de su consumo. Como hemos dicho al inicio del capítulo, se trata de saber elegir bien y conocer qué cantidad necesita el cuerpo.

Al ser una grasa (un lípido), lo que más aporta son vitaminas liposolubles, es decir, que se disuelven en grasa. Y en este grupo encontramos las vitaminas A, D, E y K. Estos nutrientes —esenciales ya que el cuerpo no puede fabricarlos y debemos tomarlos con la alimentación— nos ayudan a conservar un buen estado de salud. Por ejemplo, la vitamina A, además de influir en la visión, ayuda al desarrollo de huesos y dientes. La vitamina D, además de su papel de mejorar la asimilación del calcio y el fósforo, influye en el buen funcionamiento del sistema inmune. Por su parte la vitamina K interviene en la coagulación de la sangre, y la vitamina E es un potente antioxidante (y contribuye a que no se enrancie el aceite).

Los aceites de oliva virgen y virgen extra, consumidos en crudo en ensaladas o en las tostadas, mantienen estas vitaminas íntegras, ya que no se ven afectadas por el uso de calor. Por eso, además de cocinar con un buen aceite, cuando se consume en crudo siempre hay que buscar que sea de oliva virgen o virgen extra.

¿QUÉ SON LAS GRASAS HIDROGENADAS O TRANS?

De forma general, a temperatura ambiente, las grasas animales son sólidas (como la manteca) y las vegetales son líquidas, como los aceites. Pero las grasas sólidas animales suelen ser caras, y la investigación desarrolló el proceso de hidrogenar las grasas vegetales para volverlas sólidas a temperatura ambiente. Un caso de éxito, aunque ahora ya no se hacen muchas de ellas con grasas hidrogenadas o trans, son las margarinas. El problema viene cuando entran en el cuerpo. Como las hemos modificado, el organismo no las reconoce como insaturadas y se comportan diferente, elevando el riesgo cardiovascular incluso en mayor medida que las grasas saturadas.

Y sin oxidarse

Si su aporte de vitaminas no te convence para que el aceite de oliva virgen y virgen extra sea la grasa de elección por excelencia de una dieta tan saludable como la mediterránea, debes saber que hay más: los antioxidantes. Como ya hemos explicado, estos tienen un papel muy importante al evitar la oxidación de nuestras células y todas las enfermedades asociadas.

Además de la vitamina E, el aceite extraído en frío y sin procesos de refinamiento (de ahí lo de virgen y virgen extra) está cargadito de polifenoles. Concretamente, en el aceite de oliva encontramos tirosoles que protegen los ácidos grasos del aceite contra la oxidación o el enranciamiento. Además, se ha demostrado que podrían prevenir enfermedades como algunos tipos de cáncer, ayudar a estabilizar las cifras de glucosa en sangre y reducir la resistencia a la insulina, también conocida como prediabetes.

¿QUÉ PASA CON LOS «OTROS» ACEITES?

Hace varias décadas vivimos el boom de otros aceites, más baratos, también vegetales, y que nos prometían ser igual de saludables que el aceite de oliva: el aceite de girasol o de maíz, por ejemplo. La diferencia reside en cómo se obtiene el aceite de unos y de otros. Mientras que en el de oliva virgen y virgen extra es por prensado en frío, casi como si fuera zumo de aceituna, para los aceites refinados se hace a través de disolventes alimentarios. Esto hace que su composición varíe, así como su cantidad de antioxidantes. Lo mismo pasa cuando en la botella solo pone «aceite de oliva». Es el aceite extraído de la aceituna a través de procesos de refinado una vez que ya se ha sacado el virgen o virgen extra. Pero hay una diferencia entre aceites refinados de oliva, orujo de oliva y el resto. Los aceites de semillas son poliinsaturados y, frente al calor cuando cocinamos o freímos con ellos, son menos estables y generan compuestos que se han demostrado que son oxidantes, es decir, tienen el efecto diametralmente opuesto al de oliva. A lo mejor un poco menos el de girasol alto oleico, pero, aun así, no tienen ni punto de comparación con el AOVE.

¿Cuánto aceite hay que tomar al día?

Aunque el AOVE y el aceite virgen son un crisol de vitaminas, antioxidantes, tienen grandes beneficios en el control del colesterol y nos alejan del riesgo cardiovascular, esto no significa que podamos consumirlo libremente regando las tostadas de por la mañana o friendo alimentos como si no existiera un mañana. No deja de ser una grasa y el cuerpo necesita una cantidad que, si la superamos, por mucho AOVE que sea, acabará haciendo que nuestras reservas de grasas corporales aumenten.

4 RACIONES AL DÍA

¿Qué es una ración?

Con las grasas es más difícil saber cuánto es una ración. Tanto con el aceite como con las grasas sólidas, siempre lo hemos hecho a ojo o lo que hemos visto que se ha utilizado en casa, acostumbrándonos así al sabor y textura que da a nuestros platos.

En los aceites la ración son unos 10 gramos, mientras que con las grasas sólidas la cosa varía entre 12 y 15 gramos, exceptuando el aguacate, que hablamos de piezas como tal.

¿QUÉ ES UNA RACIÓN?

Aceites
(AOVE, oliva, girasol, maíz...)
1 cucharada sopera

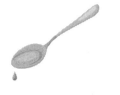

Mantequilla, manteca de cerdo, mayonesa
1 cuchara de postre

Margarina
1 punto de cuchillo

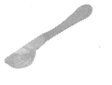

Aguacate
1 unidad pequeña (80 g)

Aceitunas
6-7 unidades (50 g)

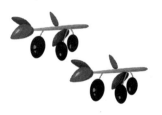

¿LAS SALSAS PARA ENSALADAS SON BUENA IDEA?

Si nos referimos al sabor, sí, son buena idea, porque están exquisitas, pero a costa de grandes cantidades de azúcares añadidos, sal, potenciadores del sabor y, sobre todo, grasas de mala calidad. De hecho, para no encarecer el precio, lo más normal es que estén elaboradas o a partir de aceites refinados o con grasas trans e hidrogenadas (como el famoso aceite de palma y palmiste). Por eso, la santísima trinidad de la ensalada siempre será el AOVE, vinagre y un pellizquito de sal. Aunque tienes otras opciones como añadir un yogur natural entero sin azucarar o zumo de limón. Pero el AOVE, esa cucharada sopera, no debe faltar.

Ya, pero es que...

Las grasas alimentarias han estado, casi desde siempre, en las conversaciones a pie de calle sobre nutrición. A veces amadas, otras denostadas, pocas veces se han librado de una opinión al respecto. Esta situación ha generado que a menudo se arrastren bulos y mitos que a lo mejor has escuchado y te generan dudas.

1. **Hay que usar siempre aceite de oliva virgen extra, incluso para freír.** No cabe duda de que es el que mejor perfil nutricional tiene. En este capítulo ya debería haber

quedado suficientemente claro. Pero no es perfecto. Y no sería el más recomendable para freír, ya que su punto de humo (160 °C) está por debajo de la temperatura que se recomienda para una buena fritura y que el alimento no absorba demasiada grasa.

El punto de humo es la temperatura a la que el aceite comienza a humear. Este momento nos indica que se empieza a degradar y a generar sustancias tóxicas como la acroleína. Por eso, para freír, es mucho más recomendable usar el aceite de oliva virgen con un punto de humo de 215 °C o aceite de oliva refinado, con un punto de humo de 240 °C.

2. **La mantequilla no es saludable.** La mantequilla se obtiene a partir de la grasa láctea, es decir, la nata. A través del batido y la eliminación del suero, conseguimos este tipo de grasa. Aunque es de tipo saturada, ya hemos visto que su longitud de cadena es diferente al coco o la grasa animal. Y los últimos estudios al respecto la consideran cardiosaludable, siempre en el marco de una alimentación equilibrada. Eso sí, como complemento ocasional al AOVE, ya que, aunque tiene nutrientes, sus beneficios nutricionales no son comparables.

3. **La grasa de coco es muy saludable.** Pasaría tres cuartos de lo mismo que con la mantequilla. A pesar de ser una grasa saturada, la longitud de cadena de los ácidos grasos saturados de la grasa de coco estaría entre la grasa láctea y las grasas animales. Es verdad que se ha hecho muy famosa últimamente, pero su fama ha corrido más que la evidencia científica. Hoy en día no podemos decir que sea más saludable cocinar con aceite de coco que con AOVE. Pero si queremos darnos un gusto de vez en cuando, mientras no desplace el consumo de aceite de oliva, nuestra salud no parece que se vaya a ver resentida.

¡ADELANTE CON EL RETO!

Ahora que hemos aprendido por qué debemos hacer este cambio en nuestra alimentación, recuerda qué nivel obtuviste en el test previo.

Recuerda: planificar y comprobar

1. Lee el objetivo de tu nivel.
2. Planifica cómo lo vas a hacer: qué vas a comer en cada comida.
3. Anota qué necesitas comprar para cumplirlo.
4. Señala con un tick (✔) si lo has cumplido.
5. Comprueba con el cuestionario final si estás listo para pasar al siguiente reto con tu alimentación.

Para ayudarte en esta tarea, en cada capítulo —y adaptado a cada nivel— vas a encontrar dos herramientas muy sencillas:

- Un **espacio para anotar tu lista de la compra,** donde puedes pensar y apuntar los alimentos que necesitas para cumplir el reto durante la semana.

- Un **planificador** donde puedes ir seleccionando y escribiendo cuándo vas a comer y el qué durante esta semana para cumplir tu reto.

Además, dentro del planificador y al lado de cada reto encontrarás un cuadro donde ir poniendo tu tick según vayas cumpliéndolo, o un espacio para apuntar el número de raciones, para anotar las veces que haces el reto común o, en definitiva, para completar lo que puedas necesitar en cada capítulo.

NIVEL PRINCIPIANTE · NIVEL INTERMEDIO · NIVEL AVANZADO

Si te preguntaran «¿Cuánto aceite utilizas para cocinar?», seguramente tu respuesta sería «un chorrito». Pero ¿cuántos gramos son ese chorrito? Lo más probable es que no sepas la respuesta. Y aunque hemos visto que el aceite de oliva es saludable, no quiere decir que podamos bebernos un vaso cada día. Por eso, vamos a empezar por ajustar la cantidad a lo que el cuerpo necesita al día.

> **OBJETIVO: controlar la cantidad de aceites y grasas**
>
> TODOS LOS DÍAS: 1 cucharada sopera para cocinar.
> TODOS LOS DÍAS: 1 cucharada sopera AOVE para las ensaladas.

Paso a paso...

1. Apunta en el planificador las comidas y cenas que vas a hacer durante el día.
2. Identifica en cuáles necesitas aceite para cocinar o aliñar.
3. Refleja en el planificador cuántas cucharadas has usado para cocinar y aliñar en cada comida.
4. Suma todas las raciones que has consumido al final del día.

Para mi reto necesito comprar

☐ ....

☐ ....

☐ ....

☐ ....

☐ ....

☐ ....

☐ ....

☐ ....

☐ ....

	Lunes	Martes	Miércoles
Desayuno	🍎............☐ ⏰............☐	🍎............☐ ⏰............☐	🍎............ ⏰............
Media mañana	🥔............☐	🥔............☐	🥔............
Comida	1............ ....☐ 2............ ....☐ 🍞............☐ 🍎............☐ ⏰............☐	1............ ....☐ 2............ ....☐ 🍞............☐ 🍎............☐ ⏰............☐	1............ .... 2............ .... 🍞............ 🍎............ ⏰............
Merienda	🥔............☐	🥔............☐	🥔............
Cena	1............ ....☐ 2............ ....☐ 🍞............☐ 🍎............☐ ⏰............☐	1............ ....☐ 2............ ....☐ 🍞............☐ 🍎............☐ ⏰............☐	1............ .... 2............ .... 🍞............ 🍎............ ⏰............
	Aceite (nº):............☐	Aceite (nº):............☐	Aceite (nº):............
	Saciedad ☐	Saciedad ☐	Saciedad

Jueves	Viernes	Sábado	Domingo
......☐	🍎......☐	🍎......☐	🍎......☐
......☐	⏰......☐	⏰......☐	⏰......☐
)......☐	🥜......☐	🥜......☐	🥜......☐
......☐	1.........	1.........	1.........
......☐	......☐	......☐	......☐
......☐	2.........	2.........	2.........
......☐	......☐	......☐	......☐
......☐	🥐......☐	🥐......☐	🥐......☐
......☐	🍎......☐	🍎......☐	🍎......☐
......☐	⏰......☐	⏰......☐	⏰......☐
)......☐	🥜......☐	🥜......☐	🥜......☐
......☐	1.........	1.........	1.........
......☐	......☐	......☐	......☐
......☐	2.........	2.........	2.........
......☐	......☐	......☐	......☐
......☐	🥐......☐	🥐......☐	🥐......☐
......☐	🍎......☐	🍎......☐	🍎......☐
......☐	⏰......☐	⏰......☐	⏰......☐
ceite (nº):........☐	Aceite (nº):.........☐	Aceite (nº):.........☐	Aceite (nº): ....☐
ciedad ☐	Saciedad ☐	Saciedad ☐	Saciedad ☐

NIVEL PRINCIPIANTE

NIVEL INTERMEDIO

NIVEL AVANZADO

Eres consciente de que el aceite de oliva y cualquier grasa alimentaria hay que controlarla. Además, eres un enamorado del AOVE. Pero no podemos utilizar todo el que queramos, aunque nos encantaría. Como resultado, al final del día, nos pasamos de raciones, sobrepasando lo que el cuerpo necesita y seguramente no es necesario ni para cocinar ni para aliñar. Por eso, tu reto es controlar las raciones que consumes, además de utilizar el tipo de aceite de oliva más adecuado para cada preparación.

> **OBJETIVO: 4 raciones al día de aceite y grasas**
>
> TODOS LOS DÍAS: 1 cucharada de aceite de oliva virgen para cocinar.
> TODOS LOS DÍAS: 1 cucharada de AOVE para las ensaladas.

Paso a paso...

1. Prepara una botella de aceite de oliva virgen y otra botella de virgen extra.
2. Apunta en el planificador las comidas y cenas que vas a hacer durante el día.
3. Refleja en el planificador cuántas cucharadas has usado para cocinar y aliñar en cada comida.
4. Suma todas las raciones que has consumido al final del día.

Para mi reto necesito comprar

- ☐ ....
- ☐ ....
- ☐ ....
- ☐ ....
- ☐ ....
- ☐ ....
- ☐ ....
- ☐ ....
- ☐ ....

NIVEL PRINCIPIANTE

NIVEL INTERMEDIO

NIVEL AVANZADO

	Lunes	Martes	Miércoles
Desayuno	🍎............ ☐ ⏰............ ☐	🍎............ ☐ ⏰............ ☐	🍎............ ⏰............
Media mañana	🥔............ ☐ 🍎............ ☐	🥔............ ☐ 🍎............ ☐	🥔............ 🍎............
Comida	1............ .... ☐ 2............ .... ☐ 🥖............ ☐ 🍎............ ☐ ⏰............ ☐	1............ .... ☐ 2............ .... ☐ 🥖............ ☐ 🍎............ ☐ ⏰............ ☐	1............ .... 2............ .... 🥖............ 🍎............ ⏰............
Merienda	🥔............ ☐ 🍎............ ☐	🥔............ ☐ 🍎............ ☐	🥔............ 🍎............
Cena	1............ .... ☐ 2............ .... ☐ 🥖............ ☐ 🍎............ ☐ ⏰............ ☐	1............ .... ☐ 2............ .... ☐ 🥖............ ☐ 🍎............ ☐ ⏰............ ☐	1............ .... 2............ .... 🥖............ 🍎............ ⏰............

Aceite (nº):.......... ☐ Aceite (nº):.......... ☐ Aceite (nº):..........

Grasas (total):...... ☐ Grasas (total):...... ☐ Grasas (total):......

Saciedad ☐ Saciedad ☐ Saciedad

Jueves	Viernes	Sábado	Domingo
............□	🍎 ....□	🍎 ....□	🍎 ....□
............□	⏰ ....□	⏰ ....□	⏰ ....□
............□	🥔 ....□	🥔 ....□	🥔 ....□
............□	🍎 ....□	🍎 ....□	🍎 ....□
....	1	1	1 ....
............□	............□	............□	............□
....	2	2	2 ....
............□	............□	............□	............□
............□	🍞 ....□	🍞 ....□	🍞 ....□
............□	🍎 ....□	🍎 ....□	🍎 ....□
............□	⏰ ....□	⏰ ....□	⏰ ....□
............□	🥔 ....□	🥔 ....□	🥔 ....□
............□	🍎 ....□	🍎 ....□	🍎 ....□
....	1	1	1 ....
............□	............□	............□	............□
....	2	2	2 ....
............□	............□	............□	............□
............□	🍞 ....□	🍞 ....□	🍞 ....□
............□	🍎 ....□	🍎 ....□	🍎 ....□
............□	⏰ ....□	⏰ ....□	⏰ ....□
eite (nº):..........□	Aceite (nº):..........□	Aceite (nº):..........□	Aceite (nº): ....□
asas (total):......□	Grasas (total):......□	Grasas (total):......□	Grasas (total):......□
ciedad □	Saciedad □	Saciedad □	Saciedad □

NIVEL PRINCIPIANTE

NIVEL INTERMEDIO

NIVEL AVANZADO

Para ti no hay secretos con el aceite. Utilizas AOVE para aliñar y aceite de oliva u oliva virgen para cocinar. Y aunque ya hemos dicho que es la grasa de elección para una dieta bien planteada y equilibrada, no podemos negar que otras grasas también aportan sustancias y beneficios interesantes a la alimentación.

> **OBJETIVO: menos de 4 raciones al día de aceites y grasas**
>
> TODOS LOS DÍAS: 1 cucharada de aceite de oliva virgen para cocinar.
> TODOS LOS DÍAS: 1 cucharada de AOVE para las ensaladas.
> TODOS LOS DÍAS: incluir otra ración de grasa saludable como frutos secos o aguacate.

Paso a paso...

1. Prepara una botella de aceite de oliva virgen y otra botella de virgen extra.
2. Apunta en el planificador las comidas y cenas que vas a hacer durante el día.
3. Refleja en el planificador cuántas cucharadas has usado para cocinar y aliñar en cada comida.
4. Añade durante las comidas del día alguna grasa saludable, como los aguacates o los frutos secos.
5. Suma todas las raciones que has consumido al final del día.

Para mi reto necesito comprar

☐ ....

☐ ....

☐ ....

☐ ....

☐ ....

☐ ....

☐ ....

☐ ....

☐ ....

NIVEL PRINCIPIANTE

NIVEL INTERMEDIO

NIVEL AVANZADO

	Lunes	Martes	Miércoles
Desayuno	🍎............ ☐ ⏰............ ☐	🍎............ ☐ ⏰............ ☐	🍎............ ☐ ⏰............ ☐
Media mañana	🥔............ ☐ 🍎............ ☐	🥔............ ☐ 🍎............ ☐	🥔............ ☐ 🍎............ ☐
Comida	1............ .... ☐ 2............ .... ☐ 🥖............ ☐ 🍎............ ☐ ⏰............ ☐	1............ .... ☐ 2............ .... ☐ 🥖............ ☐ 🍎............ ☐ ⏰............ ☐	1............ .... ☐ 2............ .... ☐ 🥖............ ☐ 🍎............ ☐ ⏰............ ☐
Merienda	🥔............ ☐ 🍎............ ☐	🥔............ ☐ 🍎............ ☐	🥔............ ☐ 🍎............ ☐
Cena	1............ .... ☐ 2............ .... ☐ 🥖............ ☐ 🍎............ ☐ ⏰............ ☐	1............ .... ☐ 2............ .... ☐ 🥖............ ☐ 🍎............ ☐ ⏰............ ☐	1............ .... ☐ 2............ .... ☐ 🥖............ ☐ 🍎............ ☐ ⏰............ ☐

	Lunes	Martes	Miércoles
🥄	Aceite (nº):......... ☐	Aceite (nº):......... ☐	Aceite (nº):......... ☐
	Grasas (total):...... ☐	Grasas (total):...... ☐	Grasas (total):...... ☐
🥑	Otras grasas: .... ☐	Otras grasas: .... ☐	Otras grasas: .... ☐
	Saciedad ☐	Saciedad ☐	Saciedad ☐

	Jueves	Viernes	Sábado	Domingo
	🍎 ☐	🍎 ☐	🍎 ☐	🍎 ☐
	⏰ ☐	⏰ ☐	⏰ ☐	⏰ ☐
	🥔 ☐	🥔 ☐	🥔 ☐	🥔 ☐
	🍎 ☐	🍎 ☐	🍎 ☐	🍎 ☐
	1 .... ☐	1 .... ☐	1 .... ☐	1 .... ☐
	2 .... ☐	2 .... ☐	2 .... ☐	2 .... ☐
	🍞 ☐	🍞 ☐	🍞 ☐	🍞 ☐
	🍎 ☐	🍎 ☐	🍎 ☐	🍎 ☐
	⏰ ☐	⏰ ☐	⏰ ☐	⏰ ☐
	🥔 ☐	🥔 ☐	🥔 ☐	🥔 ☐
	🍎 ☐	🍎 ☐	🍎 ☐	🍎 ☐
	1 .... ☐	1 .... ☐	1 .... ☐	1 .... ☐
	2 .... ☐	2 .... ☐	2 .... ☐	2 .... ☐
	🍞 ☐	🍞 ☐	🍞 ☐	🍞 ☐
	🍎 ☐	🍎 ☐	🍎 ☐	🍎 ☐
	⏰ ☐	⏰ ☐	⏰ ☐	⏰ ☐
Aceite (nº):.......... ☐	Aceite (nº):.......... ☐	Aceite (nº):.......... ☐	Aceite (nº): .... ☐
Grasas (total):...... ☐	Grasas (total):...... ☐	Grasas (total):...... ☐	Grasas (total):...... ☐
Otras grasas: .... ☐	Otras grasas: .... ☐	Otras grasas: .... ☐	Otras grasas: .... ☐
Saciedad ☐	Saciedad ☐	Saciedad ☐	Saciedad ☐

NIVEL PRINCIPIANTE

NIVEL INTERMEDIO

NIVEL AVANZADO

¿TE ESTÁ COSTANDO?

Puede que, aunque parezca fácil, llevar a la práctica en el día a día el cambio que te has propuesto no sea un camino de rosas. Para las barreras que te puedas encontrar, aquí tienes algunos trucos:

1. **Reutiliza el aceite.** Lo bueno de que el aceite de oliva virgen y virgen extra venga cargadito de antioxidantes es que, al proteger los triglicéridos y ácidos grasos del aceite, nos permite reutilizarlo. De hecho, el AOVE se podría llegar a reutilizar hasta 9 veces, mientras que el de girasol no se recomienda más de 6.

2. **Aceiteras de brocha.** En el mercado, además de las tradicionales aceiteras que sueltan el chorrito, también existen algunas que vienen con una brocha incorporada y nos permiten ser más eficientes y utilizar menos aceite para cocinar alimentos a la plancha o pincelarlos antes de introducirlos a la freidora de aire, por ejemplo. Es una forma de ahorrar y de controlar la cantidad.

3. **Aceites de sabores.** La mejor opción para aliñar la ensalada ya hemos dicho que es la famosa trinidad de aceite, vinagre y sal. Pero esto, al cabo del tiempo, puede que te resulte aburrido y eches de menos las salsas para ensaladas que nos venden, que, aunque no son nutricionalmente muy adecuadas, están muy ricas. Un truco es preparar aceites de sabores. Tan simple como llenar una botella o frasco de cristal con alimentos que den sabor, como el ajo,

cebolla, guindilla, romero, tomillo, etc., cubrirlos de aceite y dejar que pasen unos días para que coja todo el sabor. Puedes ir variando en cada ensalada o preparación.

RETO EXTRA para todos los niveles

A lo largo de todos los capítulos que has leído hasta aquí a lo mejor has notado una cosa en común: no hablamos de cuánta cantidad hay que comer. Hay muchas dietas y métodos de alimentación que nos hacen pesar los alimentos, o nos limitan la cantidad, pero en este libro solo hablamos de raciones y de la composición del menú diario.

Esto no significa que tengamos libre albedrío para comer lo que queramos hasta reventar. Lo que vamos a aprender es a escuchar el cuerpo y practicar el *hara hachi bu*, una filosofía japonesa que viene a significar «ocho partes del vientre». O dicho de otra manera, comer hasta que desaparezca el hambre, pero no estemos tan saciados que incluso nos entre sueño.

OBJETIVO: controlar la saciedad en las comidas

TODOS LOS DÍAS: en cada comida, comer hasta estar saciado pero no hinchado.

Paso a paso...

1. Prepara todos los alimentos que vas a comer en cada comida y siéntate a la mesa, o al menos intenta comer tranquilo.

2. Para de comer cuando dejes de tener hambre, y no llegues al punto de que aparezca el sueño o sientas el estómago hinchado.

¿Estás listo para el siguiente reto?

Después de acabar tu semana, puede que tengas ganas de empezar con el siguiente cambio en tu alimentación. Pero antes de pasar al nuevo reto, contesta la siguiente pregunta:

¿Cuántos días de la semana has logrado cumplir tu objetivo?

- a. Menos de 3 días.
- b. Entre 3 y 5 días, incluyendo algún día del fin de semana.
- c. Más de 5 días.

Respuesta A: Deberías lograr tu objetivo más días para que el cambio esté asentado. Como no tenemos prisa, prueba otra semana a hacer el reto y a aumentar el número de días que lo consigues.

Respuesta B: Es un buen resultado, y si además no te ha costado mucho lograrlo, puedes plantearte pasar al siguiente reto.

Respuesta C: No lo dudes. Es muy probable que este reto ya esté interiorizado, por lo que lánzate al siguiente cambio en tu alimentación.

¿CUÁL ES EL SIGUIENTE RETO?

Ahora que has logrado el objetivo de este capítulo, tienes dos opciones: o intentas lograr el objetivo de un nivel superior al que has hecho hasta ahora o pasas al siguiente capítulo para trabajar otro grupo de alimentos.

7
La pesadumbre de las legumbres

Al comer lentejas de Egipto, el hombre se vuelve alegre y divertido.

APIANO **(95-164 D.C.)**

En los capítulos anteriores hemos estado trabajando con los alimentos que tienen una presencia diaria, o casi diaria, en nuestra alimentación. Además, nos hemos ido centrando en *qué le falta* a nuestro planteamiento de menú diario antes de qué debemos reducir, controlar y eliminar.

A partir de este capítulo vamos a trabajar los grupos de alimentos cuya presencia debe medirse en número de raciones semanales. Y siguiendo la misma filosofía, primero vamos a centrar nuestro reto en incluir lo que necesitamos *meter* en nuestra alimentación antes de lo que necesitamos *quitar*.

Con estas premisas, comenzaremos fijándonos en las legumbres. Puede que sea uno de los grupos de alimentos que más está cayendo en el olvido generación tras generación. Hemos pasado en nuestro país de una época donde su presencia y relevancia era fundamental, como en las dietas de nuestros abuelos y bisabuelos, a ser meramente anecdótica, como sucede actualmente. Y aunque el refrán popular decía «lentejas, si quieres las comes, y si no las dejas», vamos a aprender por qué no debemos dejar ninguna legumbre fuera de juego de nuestra alimentación.

Casi como el plato de Harvard

Es raro que no hayas visto alguna vez el famoso plato de la alimentación saludable que elaboró la Universidad de Harvard. Ese que dice que la mitad del plato, y por lo tanto de nuestra alimentación, debe ser vegetal, a base de frutas y verduras; un cuarto de hidratos de carbono complejos e integrales; y el cuarto restante de alimentos ricos en proteínas completas y magras, es decir, con una cantidad de grasa limitada, haciendo referencia a la grasa saturada. Más concretamente, como ya hemos aprendido, a la de cadena larga.

Si existe un alimento que casi cumple con todas esas recomendaciones son las legumbres.

De forma general son alimentos vegetales, ricos en fibra, vitaminas y minerales, así como sustancias nutricionales bioactivas; aportan hidratos de carbono integrales de índice glucémico moderado, incluso bajo; y son muy ricas en proteínas de buena calidad.

De hecho, las legumbres tienen aproximadamente el doble de proteínas que los cereales de grano completo. Por eso muchas culturas basan su consumo de proteínas en este alimento.

Tampoco podemos olvidar que no aportan gluten, por lo que son perfectas para personas que padecen celiaquía o intolerancia al gluten.

Respecto a la grasa, salvo la soja y el cacahuete, aportan muy poca cantidad (alrededor del 3-4 por ciento de su composición) y la que aportan es insaturada, incluyendo los famosos omega 3 y omega 6. Esta composición hace que, en las dietas de personas veganas y vegetarianas, sea, junto con frutas, verduras y frutos secos, un pilar fundamental de su alimentación.

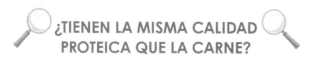

¿TIENEN LA MISMA CALIDAD PROTEICA QUE LA CARNE?

Las legumbres poseen un buen perfil de calidad proteica. Algunas como los garbanzos o la soja tienen una calidad igual o incluso superior que la carne, cuando nos fijamos en la cantidad de aminoácidos esenciales que aportan. En otros casos, las legumbres son pobres en metionina, aunque muy ricos en lisina. Para suplir esta carencia se suelen consumir en la alimentación junto a cereales, ya que poseen un perfil totalmente complementario: son ricas en metionina y más pobres en lisina. De ahí que un plato de lentejas con arroz tenga la misma calidad proteica que cualquier carne. Si no te gusta mezclar legumbres con cereal, no te preocupes, no tienes por qué consumirlos en la misma comida. Mientras que en tu alimentación tengan presencia las legumbres y los cereales integrales de grano completo, el resultado será el mismo.

La fibra y más allá

Si por algo son conocidas las legumbres tradicionalmente es por su gran cantidad de fibra. De hecho, son muy ricas en este nutriente que, junto con las proteínas, hacen que sean un alimento muy saciante. Ello también provoca que su digestión, sobre todo para personas que no están acostumbradas a consumirlas regularmente, pueda ser pesada, incluyendo la generación de gases que dan sensación de hinchazón. Pero ya hemos aprendido en capítulos anteriores la gran importancia que tiene el aportar este nutriente para nuestra salud general y del aparato digestivo.

Lo que es menos conocido es la gran cantidad que también tiene de fitonutrientes o compuestos bioactivos, sustancias que en el pasado se pensaba que entorpecían la correcta nutrición del cuerpo, pero los estudios a partir de la década de 1980 han demostrado el gran potencial que tienen para mantener y mejorar nuestra salud.

Por ejemplo, las lectinas. Esta sustancia tiene una función de regulación hormonal y del sistema inmunitario, aparte de potenciar una flora intestinal saludable. O las saponinas, que los últimos estudios relacionan con un papel protector frente a algunos tumores. Por último, junto con la fibra, las legumbres también aportan algunos oligosacáridos que, aparte de tener un bajo índice glucémico y ser saciantes, se han relacionado con efectos de bajar el colesterol y prevenir algunos tipos de cáncer. Todo ello hace que sea indispensable que las legumbres formen parte de nuestra alimentación.

 ¿Y EL CHORICITO?

Es frecuente que las recetas de legumbres añadan algo de carne, ya sea una punta de jamón, un poco de panceta, chorizo o morcilla, entre otros. Pero este gesto, aunque muy rico al paladar, no tiene lógica a nivel nutricional. Ya hemos visto que son ricas en proteínas, por lo que no necesitamos meter más. También son bajas en grasas y la poca que aportan es insaturada; no tiene lógica añadir grasas saturadas en gran cantidad. Por lo que la mejor elaboración para comer las legumbres de forma frecuente son «viudas»: solo con un buen sofrito de verduras y moderando mucho el uso de la sal.

Micronutrientes para una macrosalud

Como buen alimento vegetal que son, también son muy ricas en micronutrientes, esos que necesitamos en cantidades pequeñas pero que cumplen una gran función en nuestro cuerpo. Como nuestro cuerpo no puede generarlos por él mismo, necesitamos incluirlos en nuestra alimentación cada día. Para ello, las legumbres son grandes aliadas.

Son ricas en hierro, nos lo llevan diciendo toda la vida de las lentejas. Pero no solo ellas, aunque destaca la cantidad que aporta: en general todas las legumbres lo son. También aportan calcio, magnesio, potasio, fósforo y zinc, un catálogo de minerales que hacen de las legumbres una importante fuente.

A nivel de vitaminas, aunque no aporten vitamina B12, son ricas en ácido fólico y folatos, por lo que para las embarazadas son un alimento muy interesante para reducir el riesgo de defectos en el tubo neural del bebé, como la espina bífida. También aportan cantidades importantes de niacina, vitamina B1, B2, B6 y algunos carotenos, que en el cuerpo se convierten en vitamina A.

¿Y DE POSTRE?

Ya hemos dicho que las legumbres son ricas en hierro, lo que las hace un alimento ideal para prevenir su deficiencia, la conocida como anemia ferropénica. Pero también es verdad que la forma química del hierro que proviene de los alimentos de origen vegetal se absorbe pobremente. La solución es fácil: añadir vitamina C en esa comida, ya que esta vitamina ayuda a aumentar su absorción. Un gesto tan fácil como comer de postre una naranja, unas mandarinas, piña o cualquier fruta ácida va a asegurarnos que aprovechamos todo el hierro que las legumbres nos brindan.

¿Cuánta legumbre hay que comer a la semana?

Ahora que sabemos que hay que incluir las legumbres en nuestra alimentación, la pregunta es cuántas veces a la semana. La recomendación media son 3 raciones, o lo que es lo mismo, 3 platos de legumbres a la semana. No pasaría nada si consumiéramos alguna ración más, porque, como hemos visto, motivos nutricionales no les faltan para ello.

3 RACIONES A LA SEMANA

¿Qué es una ración?

La respuesta parece fácil, ya que la gran mayoría de las veces comemos las legumbres en recetas de cuchara. Pero en ese plato también aparecen muchas veces otros elementos que hacen que «quepan» menos legumbres en el plato de las que debería albergar. Hablando en gramos, se considera una ración a unos 70 gramos de legumbres en seco, es decir, antes de cocinarlas, ya que cuando lo hacemos aumentan de tamaño por el agua que absorben.

¿QUÉ ES UNA RACIÓN?

Garbanzos, lentejas, alubias
cocidas/guisadas
1 plato hondo mediano

Guisantes, soja (edamame)
cocidos
1 bol pequeño (150 g)

Altramuces y cacahuetes
**4-5 unidades
medianas (25 g)**

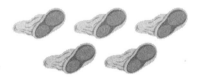

CACAHUETES, GUISANTES Y ALTRAMUCES

Cuando pensamos en legumbres, por nuestra cultura, siempre se nos vienen a la cabeza las lentejas, los garbanzos y la gran variedad de alubias que tenemos en nuestro país (judiones, fabes, judías pintas, blancas...). Pero muchas veces se nos olvida que también tenemos otras legumbres que podemos incorporar a nuestra alimentación, como la soja, los guisantes, los altramuces y los cacahuetes. De estos últimos, aunque su composición varía ya que los altramuces y los cacahuetes tienen más porcentaje de grasa, podemos incluir de vez en cuando una ración. Siempre sin penalizar en las veces que comemos las primeras variedades de legumbres que hemos nombrado.

Ya, pero es que...

Aunque no suelen ser blanco de mala prensa, y más últimamente que todas las campañas de nutrición están haciendo el esfuerzo de que volvamos a darles más presencia en nuestra alimentación, también hay algunos bulos y mitos alrededor de este grupo de alimentos que es bueno que recordemos.

1. **Son muy indigestas, dan gases e hinchan el estómago y la tripa.** Es un mito a medias. Las legumbres, bien cocinadas y tratadas, pueden ser perfectamente digeribles

sin necesidad de sufrir los efectos secundarios de su gran cantidad de fibra. Por este motivo deben dejarse al menos 12 horas en remojo. Además, podemos añadir una pizca de bicarbonato a esa agua, para ayudar a romper un poco más la fibra. También podemos quitar las pieles, que es lo que más fibra suele tener, una vez que han estado en remojo, o «asustar» el agua cuando están cocinándose, añadiendo un vaso de agua fría y rompiendo la cocción unos segundos. Pero gran parte del problema viene por la falta de costumbre de consumir fibra. No solo con las legumbres, sino en general en nuestra alimentación. Por ello, si nunca las hemos consumido de forma habitual, lo mejor es ir introduciéndolas en nuestros menús semanales de forma gradual.

2. **No son buenas para las personas con diabetes o la glucemia mal controlada.** Totalmente falso. Ya hemos visto que son moderadas en cuanto a la cantidad de hidratos de carbono que aportan y, además, estos son de un índice glucémico bajo; es decir, no generan «picos» de glucosa en sangre después de comerlas, fundamentalmente porque los carbohidratos que aportan son complejos, y, además, están acompañadas de mucha fibra que actúa casi como una segunda insulina.

3. **Las legumbres tienen antinutrientes.** Es verdad que las legumbres tienen sustancias que dificultan la absorción de otros nutrientes como minerales o vitaminas. Lo que se olvida de comentar este mito es que esta situación se suele dar cuando consumimos las legumbres en crudo, cosa que muy rara vez ocurre, por lo que no nos debe preocupar. Con el remojo y tiempo de cocción suficiente se consigue desactivar estos antinutrientes.

¡ADELANTE CON EL RETO!

Ahora que hemos aprendido por qué debemos hacer este cambio en nuestra alimentación, recuerda qué nivel obtuviste en el test previo.

Recuerda: planificar y comprobar

1. Lee el objetivo de tu nivel.
2. Planifica cómo lo vas a hacer: qué vas a comer en cada comida.
3. Anota qué necesitas comprar para cumplirlo.
4. Señala con un tick (✔) si lo has cumplido.
5. Comprueba con el cuestionario final si estás listo para pasar al siguiente reto con tu alimentación.

Para ayudarte en esta tarea, en cada capítulo —y adaptado a cada nivel— vas a encontrar dos herramientas muy sencillas:

- Un **espacio para anotar tu lista de la compra,** donde puedes pensar y apuntar los alimentos que necesitas para cumplir el reto durante la semana.
- Un **planificador** donde puedes ir seleccionando y escribiendo cuándo vas a comer y el qué durante esta semana para cumplir tu reto.

Además, dentro del planificador y al lado de cada reto encontrarás un cuadro donde ir poniendo tu tick según vayas cumpliéndolo, o un espacio para apuntar el número de raciones, para anotar las veces que haces el reto común o, en definitiva, para completar lo que puedas necesitar en cada capítulo.

NIVEL PRINCIPIANTE   NIVEL INTERMEDIO   NIVEL AVANZADO

Lo de las legumbres no es lo tuyo. Evidentemente las conoces, las has probado, pero, por un motivo u otro, no suelen tener presencia en tu alimentación. Por eso, vistos los beneficios que nos otorgan y su relación con la prevención de enfermedades relacionadas con la alimentación, debemos empezar por darles más protagonismo en tu plan de comidas.

OBJETIVO: 1 ración de legumbres a la semana

TODAS LAS SEMANAS: 1 comida a base de legumbres «viudas».

Paso a paso...

1. Selecciona el día que vas a poder comer más tranquilo y tener una tarde reposada.
2. Planifica la legumbre que vas a consumir, preferiblemente guisada con un buen sofrito de verduras.
3. Deja en remojo previamente, al menos 12 horas antes de cocinar.
4. Evita añadir carnes y grasas a la preparación.

Para mi reto necesito comprar

☐ ....

☐ ....

☐ ....

☐ ....

☐ ....

☐ ....

☐ ....

☐ ....

☐ ....

	Lunes	Martes	Miércoles
Desayuno	🍎 .... ☐ ⏰ .... ☐	🍎 .... ☐ ⏰ .... ☐	🍎 .... ⏰
Media mañana	🥔 .... ☐	🥔 .... ☐	🥔 ....
Comida	1 .... ☐ 2 .... ☐ 🍞 .... ☐ 🍎 .... ☐ ⏰ .... ☐ 📺 .... ☐	1 .... ☐ 2 .... ☐ 🍞 .... ☐ 🍎 .... ☐ ⏰ .... ☐ 📺 .... ☐	1 .... 2 .... 🍞 .... 🍎 .... ⏰ .... 📺 ....
Merienda	🥔 .... ☐	🥔 .... ☐	🥔 ....
Cena	1 .... ☐ 2 .... ☐ 🍞 .... ☐ 🍎 .... ☐ ⏰ .... ☐ 📺 .... ☐	1 .... ☐ 2 .... ☐ 🍞 .... ☐ 🍎 .... ☐ ⏰ .... ☐ 📺 .... ☐	1 .... 2 .... 🍞 .... 🍎 .... ⏰ .... 📺 ....

Legumbres SÍ ☐ NO ☐ Legumbres SÍ ☐ NO ☐ Legumbres SÍ ☐ NO ☐

Total legumbres a la semana: _____

Jueves	Viernes	Sábado	Domingo
☐	🍎 ☐	🍎 ☐	🍎 ☐
☐	⏰ ☐	⏰ ☐	⏰ ☐
☐	🥜 ☐	🥜 ☐	🥜 ☐
1 ☐	1 ☐	1 ☐	1 ☐
2 ☐	2 ☐	2 ☐	2 ☐
☐	🍞 ☐	🍞 ☐	🍞 ☐
☐	🍎 ☐	🍎 ☐	🍎 ☐
☐	⏰ ☐	⏰ ☐	⏰ ☐
☐	☐	☐	☐
☐	🥜 ☐	🥜 ☐	🥜 ☐
1 ☐	1 ☐	1 ☐	1 ☐
2 ☐	2 ☐	2 ☐	2 ☐
☐	🍞 ☐	🍞 ☐	🍞 ☐
☐	🍎 ☐	🍎 ☐	🍎 ☐
☐	⏰ ☐	⏰ ☐	⏰ ☐
☐	☐	☐	☐

Legumbres	Legumbres	Legumbres	Legumbres
SÍ ☐ NO ☐	SÍ ☐ NO ☐	SÍ ☐ NO ☐	SÍ ☐ NO ☐

NIVEL PRINCIPIANTE

NIVEL INTERMEDIO

NIVEL AVANZADO

A la pregunta de si comes legumbres, puedes contestar que sí. Al menos un plato de legumbres «cae» a la semana. Pero eso no significa que estés consumiendo con la frecuencia recomendada por las guías nutricionales, y, por ello, no acabas de beneficiarte todo lo que puedes de ellas. El objetivo es darles más presencia de la que tienen en tu alimentación. Eso sí, sin caer en el «choricito», la «pancetita» ni la «morcillita», por muchos diminutivos que les pongamos.

> **OBJETIVO: 2 raciones de legumbres a la semana**
>
> TODAS LAS SEMANAS: 2 comidas a base de legumbres «viudas».

Paso a paso...

1. Selecciona los días que vas a poder comer más tranquilo y tener una tarde reposada.
2. Planifica las legumbres que vas a consumir, preferiblemente guisada con un buen sofrito de verduras.
3. Varía entre ellas. No repitas dentro de la misma semana.
4. Deja en remojo el día antes, preferiblemente 12 horas antes de cocinar.
5. Evita añadir carnes y grasas a la preparación.

Para mi reto necesito comprar

☐ ....

☐ ....

☐ ....

☐ ....

☐ ....

☐ ....

☐ ....

☐ ....

☐ ....

NIVEL PRINCIPIANTE

NIVEL INTERMEDIO

	Lunes	Martes	Miércoles
Desayuno	🍎............☐ ⏰............☐	🍎............☐ ⏰............☐	🍎............ ⏰
Media mañana	🥔............☐	🥔............☐	🥔
Comida	1............ ....☐ 2............ ....☐ 🥖............☐ 🍎............☐ ⏰............☐ 📊............☐	1............ ....☐ 2............ ....☐ 🥖............☐ 🍎............☐ ⏰............☐ 📊............☐	1............ .... 2............ .... 🥖............ 🍎............ ⏰............ 📊............
Merienda	🥔............☐	🥔............☐	🥔
Cena	1............ ....☐ 2............ ....☐ 🥖............☐ 🍎............☐ ⏰............☐ 📊............☐	1............ ....☐ 2............ ....☐ 🥖............☐ 🍎............☐ ⏰............☐ 📊............☐	1............ .... 2............ .... 🥖............ 🍎............ ⏰............ 📊............

Legumbres SÍ ☐   NO ☐   Legumbres SÍ ☐   NO ☐   Legumbres SÍ ☐   NO ☐

Total legumbres a la semana: _____

Jueves	Viernes	Sábado	Domingo
🍎 ☐	🍎 ☐	🍎 ☐	🍎 ☐
⏰ ☐	⏰ ☐	⏰ ☐	⏰ ☐
🥜 ☐	🥜 ☐	🥜 ☐	🥜 ☐
☐	1 ☐	1 ☐	1 ☐
☐	2 ☐	2 ☐	2 ☐
🍞 ☐	🍞 ☐	🍞 ☐	🍞 ☐
🍎 ☐	🍎 ☐	🍎 ☐	🍎 ☐
⏰ ☐	⏰ ☐	⏰ ☐	⏰ ☐
📊 ☐	📊 ☐	📊 ☐	📊 ☐
🥜 ☐	🥜 ☐	🥜 ☐	🥜 ☐
☐	1 ☐	1 ☐	1 ☐
☐	2 ☐	2 ☐	2 ☐
🍞 ☐	🍞 ☐	🍞 ☐	🍞 ☐
🍎 ☐	🍎 ☐	🍎 ☐	🍎 ☐
⏰ ☐	⏰ ☐	⏰ ☐	⏰ ☐
📊 ☐	📊 ☐	📊 ☐	📊 ☐

Legumbres	Legumbres	Legumbres	Legumbres
SÍ ☐ NO ☐	SÍ ☐ NO ☐	SÍ ☐ NO ☐	SÍ ☐ NO ☐

NIVEL PRINCIPIANTE

NIVEL INTERMEDIO

NIVEL AVANZADO

NIVEL
PRINCIPIANTE

NIVEL
INTERMEDIO

NIVEL
AVANZADO

Las legumbres tienen una buena presencia en las comidas de tu semana. Normalmente en los almuerzos, porque por la noche suelen resultar demasiado pesadas. Pero puede que no estés alcanzando la recomendación y/o que esos platos vengan acompañados de carnes que, como hemos visto, no hacen falta nutricionalmente hablando. Alcanza la recomendación y evita caer en la tentación de la carne.

OBJETIVO: mínimo 3 raciones de legumbres a la semana

TODAS LAS SEMANAS: 3 o más comidas a base de legumbres «viudas».

Paso a paso...

1. Selecciona los días que vas a poder comer más tranquilo y hacer una tarde reposada.
2. Planifica las legumbres que vas a consumir, preferiblemente guisada con un buen sofrito de verduras.
3. Varía entre ellas. No repitas dentro de la misma semana.
4. Deja en remojo previamente, al menos 12 horas antes de cocinar.
5. Evita añadir carnes y grasas a la preparación.
6. Alguna ración de la semana puede ser un puñado de altramuces, cacahuetes, un plato de guisantes cocidos incluso otras preparaciones como el hummus de garbanzos.

Para mi reto necesito comprar

☐ ....

☐ ....

☐ ....

☐ ....

☐ ....

☐ ....

☐ ....

☐ ....

☐ ....

NIVEL PRINCIPIANTE

NIVEL INTERMEDIO

NIVEL AVANZADO

	Lunes	Martes	Miércoles
Desayuno	🍎........☐ ⏰........☐	🍎........☐ ⏰........☐	🍎........ ⏰
Media mañana	🥔........☐	🥔........☐	🥔........
Comida	1........ ....☐ 2........ ....☐ 🍞........☐ 🍎........☐ ⏰........☐ 📺........☐	1........ ....☐ 2........ ....☐ 🍞........☐ 🍎........☐ ⏰........☐ 📺........☐	1........ .... 2........ .... 🍞........ 🍎........ ⏰........ 📺........
Merienda	🥔........☐	🥔........☐	🥔........
Cena	1........ ....☐ 2........ ....☐ 🍞........☐ 🍎........☐ ⏰........☐ 📺........☐	1........ ....☐ 2........ ....☐ 🍞........☐ 🍎........☐ ⏰........☐ 📺........☐	1........ .... 2........ .... 🍞........ 🍎........ ⏰........ 📺........

🍲 Legumbres   Legumbres   Legumbres

SÍ ☐   NO ☐   SÍ ☐   NO ☐   SÍ ☐   NO ☐

Total legumbres a la semana: _____

Jueves	Viernes	Sábado	Domingo
............☐	🍎............☐	🍎............☐	🍎............☐
............☐	⏰............☐	⏰............☐	⏰............☐
)............☐	🥔............☐	🥔............☐	🥔............☐
............☐	1............☐	1............☐	1............☐
............☐	2............☐	2............☐	2............☐
............☐	🍞............☐	🍞............☐	🍞............☐
............☐	🍎............☐	🍎............☐	🍎............☐
............☐	⏰............☐	⏰............☐	⏰............☐
............☐	📊............☐	📊............☐	📊............☐
)............☐	🥔............☐	🥔............☐	🥔............☐
............☐	1............☐	1............☐	1............☐
............☐	2............☐	2............☐	2............☐
............☐	🍞............☐	🍞............☐	🍞............☐
............☐	🍎............☐	🍎............☐	🍎............☐
............☐	⏰............☐	⏰............☐	⏰............☐
............☐	📊............☐	📊............☐	📊............☐
Legumbres	Legumbres	Legumbres	Legumbres
SÍ ☐ NO ☐	SÍ ☐ NO ☐	SÍ ☐ NO ☐	SÍ ☐ NO ☐

¿TE ESTÁ COSTANDO?

Incluir las legumbres en la alimentación puede que sea uno de los cambios que más suele costar, especialmente si no estamos muy acostumbrados a comerlas, ya que su digestión es más trabajosa para nuestro sistema digestivo al tener tanta fibra. Además, requiere de tiempos de preparación previos al cocinado bastante largos, como el remojo. Por eso, y para hacerte la vida un poco más fácil, aquí tienes algunos trucos:

1. **No todo es guisado.** Hay más formas de consumir legumbres que en un guiso con sofrito de verduras (aunque sea fácil y rico). Por ejemplo, el hummus es una preparación a base de garbanzo que es muy buena para untar y mojar con un buen pan. También hay muchas recetas donde podemos utilizar legumbres. Evita el aburrimiento para no abandonar tu objetivo.

2. **Olla exprés.** Si algo ha cambiado los tiempos de cocina, aparte de muchas mejoras y electrodomésticos, es la olla exprés y la olla superrápida. En 8 minutos puedes tener unas lentejas guisadas. Aunque estén más ricas al paladar cocinadas a fuego lento, no cabe duda de que el tiempo apremia, y su sabor también puede ser exquisito.

3. **Legumbres cocidas en bote.** Uno de los mejores alimentos procesados de los mercados y supermercados: legumbres en conserva ya cocidas. Además de evitarnos el tiempo de cocción y remojo, su conservado es de lo más sencillo. No te asustes al lavar las legumbres si sale

espuma: son las saponinas propias de estos alimentos las que la generan. Abrir y listo. Hasta para una ensalada exprés de legumbres.

 FABADA DE BOTE...

En esto de buscar trucos y soluciones rápidas que nos ayuden a comer más legumbres vas a toparte en las estanterías del supermercado con platos ya preparados a base de ellas. Cocido, fabada, lentejas... Hemos dicho que las legumbres ya cocidas suelen ser muy buena opción (incluso un plato completo cuando vienen con verduras también cocidas, como garbanzos con espinacas), pero estos platos preparados suelen ser ricos en sal, grasas de mala calidad y azúcares. Por eso, ante la duda, revisa bien los ingredientes o evítalos y haz tú la preparación del plato.

RETO EXTRA para todos los niveles

En el capítulo anterior hemos hablado de parar de comer cuando dejas de tener hambre. Hemos empezado a trabajar en cómo escuchar al cuerpo para que nos diga cuánto comer. En este capítulo vamos a trabajar aquello que hace que, mientras comemos, no escuchemos el cuerpo, nos distraigamos y acabemos comiendo más de lo que necesitábamos y nuestro cuerpo nos pedía.

OBJETIVO: comer y cenar sin distracciones

TODOS LOS DÍAS: evitar en la comida y las cenas el uso de móvil, tablets, ordenador o televisión.

Paso a paso...

1. Siéntate a la mesa para comer y cenar.
2. Evita hacerlo delante de la televisión. Busca una zona comedor en casa o en el trabajo que haga que solo te centres en lo que estás comiendo.
3. Evita también el uso del móvil, la tablet o el ordenador.
4. Come hasta que desaparezca el hambre.
5. No es necesario acabarse todos los días lo que nos hemos servido en el plato si sentimos que no podemos comer más.
6. Tacha en el planificador todas las distracciones que hemos evitado cada día.

¿Estás listo para el siguiente reto?

Después de acabar tu semana, puede que tengas ganas de empezar con el siguiente cambio en tu alimentación. Pero antes de pasar al nuevo reto, contesta la siguiente pregunta:

¿Cuántos días de la semana has logrado cumplir tu objetivo? .

    a. Menos de 3 días.
    b. Entre 3 y 5 días, incluyendo algún día
       del fin de semana.
    c. Más de 5 días.

Respuesta A: Deberías lograr tu objetivo más días para que el cambio esté asentado. Como no tenemos prisa, prueba otra semana a hacer el reto y a aumentar el número de días que lo consigues.

Respuesta B: Es un buen resultado, y si además no te ha costado mucho lograrlo, puedes plantearte pasar al siguiente reto.

Respuesta C: No lo dudes. Es muy probable que este reto ya esté interiorizado, por lo que lánzate al siguiente cambio en tu alimentación.

¿CUÁL ES EL SIGUIENTE RETO?

Ahora que has logrado el objetivo de este capítulo, tienes dos opciones: o intentas lograr el objetivo de un nivel superior al que has hecho hasta ahora, o pasas al siguiente capítulo para trabajar otro grupo de alimentos.

8
La mar de beneficios

Donde los peces están, nosotros vamos.
Richard Wagner (1813-1883)

Dicen que para hablar y comer pescado, hay que tener cuidado. Evidentemente hacen referencia a las espinas del pescado, esa barrera que muchas veces hace que nos dé pereza consumirlo, en mayor medida en los niños. Pero debemos superarla porque, como vamos a ver en este episodio, dentro de los alimentos de origen animal, junto al huevo, el pescado es mucho más interesante nutricionalmente que la carne, aunque nos guste mucho más esta última, incluso cuando el precio de la carne sea más asequible.

En este capítulo vamos a introducir otro alimento en nuestra planificación, rellenando ya los escasos huecos que irás viendo que empiezan a quedar en tu planificador si estás haciendo reto tras reto de forma sumatoria. Pero vamos a poner una especial atención en equilibrar su consumo, sin caer en comer solo aquellos pescados que más nos gustan o que más fáciles son de consumir.

Proteínas de fácil digestión

El pescado, como el marisco, aporta una gran cantidad de proteínas, casi un 20 por ciento de su composición. Y como alimento de origen animal que es, aporta proteínas de una alta calidad, con gran cantidad de aminoácidos esenciales. Por eso se recomienda su consumo en todas las edades y etapas de la vida, desde que somos pequeños.

Además, es un grupo de alimentos que es fácil de digerir. El motivo fundamental es que, dentro de su porcentaje de proteínas, posee menos colágeno que la carne, una proteína que es más pesada de romper y asimilar dentro del cuerpo. Una característica que hace del pescado el favorito para, sobre todo, consumir por las noches o para personas que tienen alguna dolencia estomacal, especialmente si no se le añaden demasiados aceites, salsas o condimentos cuando los preparamos.

 ¿ENGORDA EL PESCADO?

Aunque ya hemos hablado de que ningún alimento tiene la capacidad por sí solo de engordar o adelgazar, del pescado podemos decir que es bajo en calorías. Aproximadamente estamos hablando de poco más de 100 kcal para los pescados blancos, y alrededor de 200 kcal para los azules. Evidentemente siempre hay que tener en cuenta la forma en la que lo cocinamos, ya que, si lo empanamos y freímos, podemos convertir este alimento en hipercalórico

Un mar de vitaminas y minerales

El pescado es un complejo multivitamínico y multimineral que nos regala la naturaleza. De hecho, tanto el blanco como el azul aportan grandes cantidades de vitaminas como la D, A y E, y del complejo B, como la B1, B2 o la vitamina B3. Y como buen alimento de origen animal, también es rico en vitamina B12. A la gente que justifica el consumo de carne tan elevado que tenemos como fuente de esta vitamina, hay que recordarle que el pescado también la aporta, con mucha menos cantidad de grasa y de mejor calidad, como veremos más adelante.

También son muy ricos en minerales, como el calcio, yodo, zinc, flúor y magnesio. De hecho, tanto el marisco como el pescado azul son grandes fuentes de yodo.

 ¿EL CALCIO SOLO LO APORTA LA LECHE?

La leche y los lácteos son muy ricos en calcio y vitamina D. Pero eso no quiere decir que sean los únicos que la aportan. De hecho, los pescados son muy ricos en estos dos nutrientes, especialmente aquellos pequeños que consumimos con la espina, como las anchoas y las sardinillas. Para que nos hagamos una idea, una lata de sardinas aportaría casi la misma cantidad de calcio que un vaso de leche. Por eso, además de los lácteos si has decidido tomarlos, las anchoas, los mariscos, las almejas y los berberechos son recomendables para aumentar el aporte de calcio de la dieta.

La grasa del pescado es «esencial»

El pescado no es excesivamente alto en grasas, ni el blanco ni el azul. Podemos deducirlo simplemente con ver la cantidad de calorías tan moderadas que aportan. Pero la grasa que tiene es rica en ácidos grasos esenciales, especialmente en ácidos grasos poliinsaturados omega 3.

Este tipo de grasa debe tomarse de forma externa porque no puede generarla el cuerpo, y cuando consumimos la cantidad correcta se relaciona con mejores cifras de tensión arterial, mejor salud cardiovascular, menores tasas de depresión y ansiedad y ayuda a cuidar el sistema nervioso.

Este último punto y su influencia en el desarrollo y cuidado del sistema nervioso, incluyendo el cerebro, hacen que sea especialmente importante que los niños en fase de desarrollo consuman suficiente cantidad de omega 3.

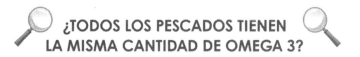

¿TODOS LOS PESCADOS TIENEN LA MISMA CANTIDAD DE OMEGA 3?

No. De hecho, de la cantidad de grasa viene en gran parte que diferenciemos los pescados como blancos y azules. Los azules tienen mayor cantidad de grasa, por lo que aportan mayor cantidad de omega 3, en particular el salmón, el pez espada, el arenque, la sardina y la caballa. Los pescados blancos contienen menor cantidad de grasa, pero eso no quiere decir que no aporten omega 3. También lo hacen, pero en menor cantidad.

¿Cuánto pescado hay que comer a la semana?

De esta recomendación de consumo se declinan otras dos. Las recomendaciones de las guías nutricionales hablan de pescado en general, pero ya hemos visto que no es lo mismo el pescado blanco que el azul.

Por eso, además de equilibrar nuestra alimentación comiendo más pescado, también debemos equilibrar el consumo que hacemos entre los dos tipos.

> **3-4 RACIONES A LA SEMANA**
> **1-2 raciones de pescado blanco**
> **2-3 raciones de pescado azul**

¿Qué es una ración?

Con los pescados parece fácil: 1 pescado es igual a 1 ración. Pero ¿qué pasa con los que son más pequeños? ¿O los que son muy grandes como el atún? También entran en juego las conservas. Sin contar con que no siempre todos los pescados son del mismo tamaño, pues en la pescadería cada especie tiene un tamaño diferente.

De forma general, hablamos de que una ración de pescado es de entre 125 y 150 gramos, por lo que una ración sería, aproximadamente:

¿QUÉ ES UNA RACIÓN?

Lenguado, gallo, pescadilla, trucha, salmonete...
(pescados grandes)
2 filetes medianos

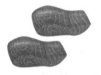

Boquerones, anchoas, sardinillas...
(pescados pequeños)
5-6 unidades medianas

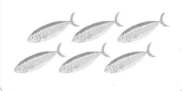

Sardinas, caballas...
(pescados medianos)
2-3 unidades medianas

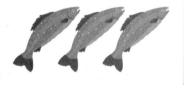

Salmón, atún, bacalao, pez espada, merluza...
(pescados muy grandes)
Filete mediano

¿CÓMO SE DIFERENCIA EL PESCADO BLANCO DEL AZUL?

Pescado blanco
(cola en triángulo)

Pescado azul
(cola en «ballesta»)

Para encontrar la respuesta a esta pregunta tenemos dos caminos: o nos aprendemos la lista de pescados de memoria como los ríos y sus afluentes, o utilizamos un truco sencillo y casi efectivo al cien por cien: mirar la colita al pescado. Si tiene forma triangular, es pescado blanco. Y si tiene forma de ballesta, con dos piquitos, lo más normal es que sea pescado azul. Siempre podemos preguntar al pescadero o consultarlo por internet.

Ya, pero es que...

Del pescado también se han escrito titulares. Y como con todos los alimentos, no se han librado de ser objetivos de bulos, mitos y desinformación que puede que te haga replantearte su consumo. Para que estés cien por cien convencido de que hay que incluir pescado en tu dieta (salvo que hayas optado por una alimentación vegana o vegetariana), vamos a dejar claras varias afirmaciones que se han escuchado últimamente.

1. **No hay que comer pescado porque está contaminado con mercurio.** Es verdad que el pescado puede venir con mercurio, pero hay que matizar esta afirmación. El

mercurio que hay en el mar (que es una cantidad mínima) se acumula en la comida favorita de los peces: el plancton. Estos van almacenándolo en sus vísceras, en mayor medida en los peces más grandes que se alimentan de peces más pequeños (que ya vienen con mercurio en su interior), como el atún o el pez espada.

Pero también debemos tener en cuenta que gran parte del mercurio se elimina en el cocinado, o que el selenio, que es un mineral que se encuentra de forma natural en el pescado, contrarresta el efecto del mercurio. Además, la recomendación es variar de tipo de pescado que consumimos, y no basar nuestra ingesta solo en pescados grandes como el atún.

2. **No hay que comer panga porque es mala.** La panga en sí no es mala. El problema vino a raíz de una alerta donde se pidió que se retirara la panga de los comedores escolares, especialmente la originaria de Asia, porque contenía niveles muy altos de contaminantes. Pero debemos recordar que, aunque se sigue controlando su importación y consumo, la Unión Europea vigila para que se cumplan los requisitos legales mínimos para que se pueda vender en nuestro país. Eso sí, a nivel nutricional no es un pescado de los más interesantes, por lo que si por tranquilidad decides no consumirla, tu dieta no se va a ver resentida.

3. **El pescado de piscifactoría es peor.** La verdad es que no tiene por qué. De hecho, hay granjas de pescado tradicionales como los esteros de las costas de Cádiz que dan un pescado de muy alta calidad. La calidad del mismo depende de cómo se trate en la piscifactoría o el tipo de alimentación que se le facilite. Pero a nivel nutricional las diferencias son escasas, y el precio suele ser menor al salvaje. Otra cosa es el sabor, aunque eso ya depende de gustos.

¡ADELANTE CON EL RETO!

Àhora que hemos aprendido por qué debemos hacer este cambio en nuestra alimentación, recuerda qué nivel obtuviste en el test previo.

Recuerda: planificar y comprobar

1. Lee el objetivo de tu nivel.
2. Planifica cómo lo vas a hacer: qué vas a comer en cada comida.
3. Anota qué necesitas comprar para cumplirlo.
4. Señala con un tick (✔) si lo has cumplido.
5. Comprueba con el cuestionario final si estás listo para pasar al siguiente reto con tu alimentación.

Para ayudarte en esta tarea, en cada capítulo —y adaptado a cada nivel— vas a encontrar dos herramientas muy sencillas:

- Un **espacio para anotar tu lista de la compra,** donde puedes pensar y apuntar los alimentos que necesitas para cumplir el reto durante la semana.

- Un **planificador** donde puedes ir seleccionando y escribiendo cuándo vas a comer y el qué durante esta semana para cumplir tu reto.

Además, dentro del planificador y al lado de cada reto encontrarás un cuadro donde ir poniendo tu tick según vayas cumpliéndolo, o un espacio para apuntar el número de raciones, para anotar las veces que haces el reto común o, en definitiva, para completar lo que puedas necesitar en cada capítulo.

NIVEL PRINCIPIANTE

NIVEL INTERMEDIO

NIVEL AVANZADO

El pescado no es algo que aparezca con demasiada frecuencia en tu plato. Y si lo hace, suele ser pescado azul. Incluso puede que tu forma más típica de comer pescado sea a través de conservas. Por eso, nuestro reto es empezar a darle mayor importancia especialmente al pescado no conservado (y más cocinado).

OBJETIVO: 2 raciones de pescado a la semana

TODAS LAS SEMANAS: 1 ración de pescado azul.
TODAS LAS SEMANAS: 1 ración de pescado blanco.

Paso a paso...

1. Sobre el planificador, elige los dos días y las dos comidas o cenas en las que vas a consumir pescado.
2. Elige primero el día que vas a consumir pescado blanco y apúntalo.
3. Procura mejor elegirlo para la cena, ya que es más digerible y suele requerir muchas veces cocinarlo en el momento.
4. Elige después el día y la comida del día que vas a consumir pescado azul y apúntalo.
5. Trata de evitar que sea en forma de conserva y prioriza el pescado cocinado por ti.
6. Apunta las raciones de pescado blanco y azul que has consumido durante la semana en el planificador.

Para mi reto necesito comprar

☐ ....

☐ ....

☐ ....

☐ ....

☐ ....

☐ ....

☐ ....

☐ ....

☐ ....

	Lunes	Martes	Miércoles
Desayuno	🍎 .... ☐ ⏰ .... ☐	🍎 .... ☐ ⏰ .... ☐	🍎 .... ☐ ⏰ .... ☐
Media mañana	🥔 .... ☐	🥔 .... ☐	🥔 .... ☐
Comida	1 .... ☐ 2 .... ☐ 🍞 .... ☐ 🍎 .... ☐ ⏰ .... ☐ 📺 .... ☐	1 .... ☐ 2 .... ☐ 🍞 .... ☐ 🍎 .... ☐ ⏰ .... ☐ 📺 .... ☐	1 .... ☐ 2 .... ☐ 🍞 .... ☐ 🍎 .... ☐ ⏰ .... ☐ 📺 .... ☐
Merienda	🥔 .... ☐	🥔 .... ☐	🥔 .... ☐
Cena	1 .... ☐ 2 .... ☐ 🍞 .... ☐ 🍎 .... ☐ ⏰ .... ☐ 📺 .... ☐	1 .... ☐ 2 .... ☐ 🍞 .... ☐ 🍎 .... ☐ ⏰ .... ☐ 📺 .... ☐	1 .... ☐ 2 .... ☐ 🍞 .... ☐ 🍎 .... ☐ ⏰ .... ☐ 📺 .... ☐

🐟 Azul ☐   Azul ☐   Azul ☐

🐟 Blanco ☐   Blanco ☐   Blanco ☐

👄 Masticar ☐   Masticar ☐   Masticar ☐

🐟 Nº raciones azul: _____   🐟 Nº raciones blanco: _____

Jueves	Viernes	Sábado	Domingo

NIVEL PRINCIPIANTE

NIVEL INTERMEDIO

NIVEL AVANZADO

| | 1 | 1 | 1 |
| | 2 | 2 | 2 |

| | 1 | 1 | 1 |
| | 2 | 2 | 2 |

Azul   Azul   Azul   Azul

Blanco   Blanco   Blanco   Blanco

Masticar   Masticar   Masticar   Masticar

Nº raciones azul: _____ Nº raciones blanco: _____

NIVEL PRINCIPIANTE

NIVEL INTERMEDIO

NIVEL AVANZADO

Es verdad que consumes pescado, pero puede que sea de manera demasiado esporádica y desequilibrada entre los dos tipos de pescado que hay: azul y blanco. Por eso, en este capítulo vamos a darle más importancia al pescado en tu alimentación, pero equilibrando las veces que consumes uno y otro tipo.

OBJETIVO: 3 raciones de pescado a la semana

TODAS LAS SEMANAS: 1-2 raciones de pescado blanco.
TODAS LAS SEMANAS: 1-2 raciones de pescado azul.

Paso a paso...

1. Sobre el planificador, elige los días y las comidas o cenas en las que vas a consumir pescado.
2. Elige primero los días que vas a consumir pescado blanco y apúntalo.
3. Procura mejor elegir la cena, ya que es más digerible y suele requerir muchas veces cocinarlo en el momento.
4. Elige después los días y las comidas del día que vas a consumir pescado azul y apúntalo.
5. Trata de evitar que sea en forma de conserva y prioriza el pescado cocinado por ti.
6. Apunta las raciones de pescado blanco y azul que has consumido durante la semana en el planificador.

Para mi reto necesito comprar

☐ ....

☐ ....

☐ ....

☐ ....

☐ ....

☐ ....

☐ ....

☐ ....

☐ ....

	Lunes	Martes	Miércoles
Desayuno	🍎 .... ☐ ⏰ .... ☐	🍎 .... ☐ ⏰ .... ☐	🍎 .... ☐ ⏰ .... ☐
Media mañana	🥔 .... ☐	🥔 .... ☐	🥔 .... ☐
Comida	1 .... ☐ 2 .... ☐ 🍞 .... ☐ 🍎 .... ☐ ⏰ .... ☐ 📺 .... ☐	1 .... ☐ 2 .... ☐ 🍞 .... ☐ 🍎 .... ☐ ⏰ .... ☐ 📺 .... ☐	1 .... ☐ 2 .... ☐ 🍞 .... ☐ 🍎 .... ☐ ⏰ .... ☐ 📺 .... ☐
Merienda	🥔 .... ☐	🥔 .... ☐	🥔 .... ☐
Cena	1 .... ☐ 2 .... ☐ 🍞 .... ☐ 🍎 .... ☐ ⏰ .... ☐ 📺 .... ☐	1 .... ☐ 2 .... ☐ 🍞 .... ☐ 🍎 .... ☐ ⏰ .... ☐ 📺 .... ☐	1 .... ☐ 2 .... ☐ 🍞 .... ☐ 🍎 .... ☐ ⏰ .... ☐ 📺 .... ☐

🐟 Azul ☐   Azul ☐   Azul ☐

🐟 Blanco ☐   Blanco ☐   Blanco ☐

🐟 Masticar ☐   Masticar ☐   Masticar ☐

🐟 Nº raciones azul: _____   🐟 Nº raciones blanco: _____

Jueves	Viernes	Sábado	Domingo	

Jueves	Viernes	Sábado	Domingo
🍎 ☐	🍎 ☐	🍎 ☐	🍎 ☐
☐	⏰ ☐	⏰ ☐	⏰ ☐
🥔 ☐	🥔 ☐	🥔 ☐	🥔 ☐
☐	1 ☐	1 ☐	1 ☐
☐	2 ☐	2 ☐	2 ☐
🥖 ☐	🥖 ☐	🥖 ☐	🥖 ☐
🍎 ☐	🍎 ☐	🍎 ☐	🍎 ☐
☐	⏰ ☐	⏰ ☐	⏰ ☐
🖥 ☐	🖥 ☐	🖥 ☐	🖥 ☐
🥔 ☐	🥔 ☐	🥔 ☐	🥔 ☐
☐	1 ☐	1 ☐	1 ☐
☐	2 ☐	2 ☐	2 ☐
🥖 ☐	🥖 ☐	🥖 ☐	🥖 ☐
🍎 ☐	🍎 ☐	🍎 ☐	🍎 ☐
☐	⏰ ☐	⏰ ☐	⏰ ☐
🖥 ☐	🖥 ☐	🖥 ☐	🖥 ☐

zul ☐	Azul ☐	Azul ☐	Azul ☐	☐
anco ☐	Blanco ☐	Blanco ☐	Blanco ☐	☐
asticar ☐	Masticar ☐	Masticar ☐	Masticar ☐	☐

Nº raciones azul: _____   Nº raciones blanco: _____

NIVEL
PRINCIPIANTE

NIVEL
INTERMEDIO

NIVEL
AVANZADO

Consumes pescado, pero te falta un poco para llegar a la recomendación de las guías nutricionales. Y ese hueco que dejas libre lo estás llenando con otros alimentos cuyo consumo, a lo mejor, deberías reducir. Por eso, en este capítulo vamos a aumentar las veces a la semana que consumes pescado blanco y pescado azul. Incluso contaremos con las veces que consumes pescado en conserva.

OBJETIVO: 4 raciones de pescado a la semana

TODAS LAS SEMANAS: 1-2 raciones de pescado blanco.
TODAS LAS SEMANAS: 2-3 raciones de pescado azul.

Paso a paso...

1. Sobre el planificador, elige los días y las comidas o cenas en las que vas a consumir pescado.
2. Elige primero los días que vas a consumir pescado blanco y apúntalo.
3. Procura mejor elegir la cena, ya que es más digerible y suele requerir muchas veces cocinarlo en el momento.
4. Elige después los días y las comidas del día que vas a consumir pescado azul y apúntalo.
5. Cuando consumas conservas, fíjate si es pescado blanco (por ejemplo, bacalao en salazón) o pescado azul (sardinas, atún, anchoas...) y cuéntalo como una ración.

6. Intenta no consumir más de 1-2 raciones a la semana de pescado en conserva y prioriza el cocinado por ti.

7. Apunta las raciones de pescado blanco y azul que has consumido durante la semana en el planificador.

Para mi reto necesito comprar

- [ ] ....
- [ ] ....
- [ ] ....
- [ ] ....
- [ ] ....
- [ ] ....
- [ ] ....
- [ ] ....
- [ ] ....

	Lunes	Martes	Miércoles
Desayuno	🍎..........................☐ ⏰..........................☐	🍎..........................☐ ⏰..........................☐	🍎..........................☐ ⏰..........................☐
Media mañana	🥔..........................☐	🥔..........................☐	🥔..........................☐
Comida	1.......................... ....☐ 2.......................... ....☐ 🍞..........................☐ 🍎..........................☐ ⏰..........................☐ 📺..........................☐	1.......................... ....☐ 2.......................... ....☐ 🍞..........................☐ 🍎..........................☐ ⏰..........................☐ 📺..........................☐	1.......................... ....☐ 2.......................... ....☐ 🍞..........................☐ 🍎..........................☐ ⏰..........................☐ 📺..........................☐
Merienda	🥔..........................☐	🥔..........................☐	🥔..........................☐
Cena	1.......................... ....☐ 2.......................... ....☐ 🍞..........................☐ 🍎..........................☐ ⏰..........................☐ 📺..........................☐	1.......................... ....☐ 2.......................... ....☐ 🍞..........................☐ 🍎..........................☐ ⏰..........................☐ 📺..........................☐	1.......................... ....☐ 2.......................... ....☐ 🍞..........................☐ 🍎..........................☐ ⏰..........................☐ 📺..........................☐

🐟 Azul ☐ Azul ☐ Azul ☐

🐟 Blanco ☐ Blanco ☐ Blanco ☐

🐟 Masticar ☐ Masticar ☐ Masticar ☐

🐟 Nº raciones azul: _____ 🐟 Nº raciones blanco: _____

Jueves	Viernes	Sábado	Domingo
☐	🍎 ☐	🍎 ☐	🍎 ☐
☐	⏰ ☐	⏰ ☐	⏰ ☐
☐	🥜 ☐	🥜 ☐	🥜 ☐
☐	1 ☐	1 ☐	1 ☐
☐	2 ☐	2 ☐	2 ☐
☐	🍞 ☐	🍞 ☐	🍞 ☐
☐	🍎 ☐	🍎 ☐	🍎 ☐
☐	⏰ ☐	⏰ ☐	⏰ ☐
☐	☐	☐	☐
☐	🥜 ☐	🥜 ☐	🥜 ☐
☐	1 ☐	1 ☐	1 ☐
☐	2 ☐	2 ☐	2 ☐
☐	🍞 ☐	🍞 ☐	🍞 ☐
☐	🍎 ☐	🍎 ☐	🍎 ☐
☐	⏰ ☐	⏰ ☐	⏰ ☐
☐	☐	☐	☐
Azul ☐	Azul ☐	Azul ☐	Azul ☐
Blanco ☐	Blanco ☐	Blanco ☐	Blanco ☐
Masticar ☐	Masticar ☐	Masticar ☐	Masticar ☐

Nº raciones azul: _____   Nº raciones blanco: _____

NIVEL PRINCIPIANTE

NIVEL INTERMEDIO

NIVEL AVANZADO

¿TE ESTÁ COSTANDO?

El problema del pescado, especialmente si quieres consumirlo fresco (aunque algunos haya que congelarlos al menos 24 horas para evitar infectarse de anisakis), es que dura poco en la nevera y dura poco después de cocinarlo. De hecho, no se recomienda consumir el pescado 24-48 horas después de cocinarlo. Por lo que, para cumplir el objetivo, necesitamos algunos trucos:

1. **Pescados en conserva.** Las famosas latas de pescado y marisco nos han salvado la vida en más de una ocasión. Tan fácil como abrir y consumir o incorporarlas a alguna preparación sencilla, como una ensalada. Es un gran recurso, pero es verdad que la gran mayoría de las conservas son pescados azules, por lo que pueden servir para cumplir la recomendación de este tipo de pescado, pero no para la de pescado blanco.

2. **Pescados congelados y ultracongelados.** El truco definitivo para siempre tener pescado y no morir en el intento. En el mercado encontramos pescados ultracongelados que, según se pescan en el mar, se limpian y congelan en el mismo barco, lo que hace que mantengan intactas sus características nutricionales. Otra opción es comprarlo fresco y tenerlo siempre a mano en la nevera separado por lomos, filetes o unidades ya limpias.

3. **Pescado al microondas.** Rápido, fácil y (casi) sin olores. De hecho, con una silicona especial para microondas, podemos cocinar el filete de pescado, previamente limpiado, sin necesidad de descongelar. Colocamos el filete,

echamos un chorrito de aceite de oliva, un poco de especias o zumo de limón, y al microondas.

RETO EXTRA para todos los niveles

Si hay un gesto universal a la hora de comer ese es masticar. No solo sirve para trocear los alimentos, mezclarlos con saliva para que pasen mejor por el esófago camino del estómago y para iniciar la digestión de algunos nutrientes en la boca. También es una señal que llega al cerebro e informa de que estamos comiendo y podemos ir desactivando todos los estímulos de búsqueda de comida. Por eso es tan importante masticar y no comer tragando.

Además de perdernos sabores, texturas y disfrutar con la comida, seguramente acabemos teniendo ansiedad, incluso nada más acabar de comer. ¿A quién no le ha apetecido algo dulce nada más terminar de comer y sentarse? Una señal que puede significar que no has masticado lo suficiente.

OBJETIVO: masticar en todas las comidas del día

TODOS LOS DÍAS: 15-20 masticaciones cada bocado de comida.

Paso a paso...

1. Siéntate a la mesa cuando tengas preparado todo lo que vas a necesitar y consumir en esa toma.
2. Mastica cada bocado entre 15 y 20 masticaciones, hasta que sea muy fácil tragar la comida.
3. Si te cuesta parar de comer, posa los cubiertos en la mesa entre bocado y bocado.
4. Céntrate en la textura del alimento, la temperatura y cómo va cambiando el sabor a medida que vamos masticando.
5. Apunta el número medio de masticaciones que has dado en las comidas en el planificador.
6. Si se te olvida el reto, compra una pulsera llamativa y colócatela en la mano dominante con la que sueles coger la comida. Cada vez que comas, al ver la pulsera, te acordarás del reto.

¿Estás listo para el siguiente reto?

Después de acabar tu semana, puede que tengas ganas de empezar con el siguiente cambio en tu alimentación. Pero antes de pasar al nuevo reto, contesta la siguiente pregunta:

¿Cuántos días de la semana has logrado cumplir tu objetivo?

    a. Menos de 3 días.
    b. Entre 3 y 5 días, incluyendo algún día del fin de semana.
    c. Más de 5 días.

Respuesta A: Deberías lograr tu objetivo más días para que el cambio esté asentado. Como no tenemos prisa, prueba otra semana a hacer el reto y a aumentar el número de días que lo consigues.

Respuesta B: Es un buen resultado, y si además no te ha costado mucho lograrlo, puedes plantearte pasar al siguiente reto.

Respuesta C: No lo dudes. Es muy probable que este reto ya esté interiorizado, por lo que lánzate al siguiente cambio en tu alimentación.

¿CUÁL ES EL SIGUIENTE RETO?

Ahora que has logrado el objetivo de este capítulo, tienes dos opciones: o intentas lograr el objetivo de un nivel superior al que has hecho hasta ahora o pasas al siguiente capítulo para trabajar otro grupo de alimentos.

9
En carne viva

La civilización termina donde comienza
la carne asada.
José Vasconcelos (1882-1959)

Ahora que estás muy avanzando en el libro, te habrás dado cuenta de que casi ningún capítulo se centra en quitarnos cosas de nuestra alimentación, más bien todo lo contrario. Hemos ido recorriendo, capítulo a capítulo, todos los grupos de alimentos que nuestra dieta debe tener de forma regular, cada uno en su frecuencia, para conseguir la mejor nutrición y, con ello, la mejor salud.

También te habrás dado cuenta de que, llegados a este punto, casi todos los huecos de tu planificador están llenos. Ya no cabe mucho más en tu semana. Hemos dado más protagonismo a lo que el cuerpo necesita, evitando que otros alimentos ocupen su lugar. Justamente esto es lo que pasa en la alimentación actual con la carne: tiene un protagonismo desmesurado que hace que otros alimentos estén desplazados en la dieta diaria.

En este capítulo vamos a hablar de la carne y vamos a darle a cada tipo el protagonismo justo que puede tener. Y digo puede porque no es un alimento «obligatorio» en la alimentación, como nos han hecho creer. Ya hemos visto que podemos sacar los nutrientes que nos aporta, salvo uno, de otros alimentos. Si no es tan necesario, no debe tener tanta presencia en nuestro día a día. De hecho, vamos a desterrar la idea de que si no comes carne en una comida principal no te has nutrido correctamente.

Una mina de proteína

Si por algo se caracteriza este grupo de alimentos es por la proteína. En realidad, podemos decir que es, junto a la grasa, su principal aporte en cuanto a los nutrientes principales se refiere. Al ser un grupo de alimentos de origen animal, su proteína se parece mucho a la del cuerpo humano, por lo que podemos decir que es una proteína completa, al aportar todos los aminoácidos esenciales que necesitamos.

Además de ser completas (o de alto valor biológico), están en gran cantidad. De media, aunque hay diferencia entre los diferentes tipos de carnes, podemos decir que 100 gramos de carne aportan entre 20 y 22 gramos de proteínas.

Otro cantar es la digestión. En contraposición a la proteína del pescado, la de la carne no es tan fácil de digerir. Esto se debe a la gran cantidad de colágeno que muchas veces existe en los cortes que consumimos, una proteína que le cuesta más al cuerpo digerir. A ello hay que sumar la mayor cantidad de grasa que presentan las carnes.

 ¿TODAS LAS CARNES TIENEN EL MISMO TIPO DE GRASA?

Parece que con la carne roja y los embutidos lo tenemos más claro: tienen grasas de tipo saturado y su consumo regular y excesivo está relacionado con un mayor riesgo de enfermedades cardiovasculares. Esto se nos olvida cuando hablamos de carnes blancas: no tienen un tipo de grasa diferente, también es saturada, pero es verdad que tienen menos cantidad y por eso son más saludables, las podemos comer con mayor frecuencia que las rojas y son más digestivas. Pero no deja de ser grasa saturada, más relacionada con el aumento del colesterol total y el LDL en sangre.

Con B de vitaminas

A nivel de los micronutrientes, esos que necesitamos diariamente pero en cantidades más pequeñas, el grupo de las carnes destaca fundamentalmente por su aporte de vitaminas del grupo B. De hecho, podemos decir que de forma general la carne es rica en vitamina B1, B3 o B6, pero destaca sobre otros grupos de alimentos por su aporte de vitamina B12. Como hemos comentado, es una vitamina que solo aportan los alimentos de origen animal y no aparece en el mundo vegetal.

Como vitamina que es, el cuerpo no puede fabricarla y necesitamos ingerirla de forma diaria y regular. Por eso, las personas que no toman alimentos de origen animal, especialmente los veganos estrictos, necesitan complementar su alimentación con suplementos de esta vitamina, ya que está implicada en el correcto metabolismo de las proteínas, al igual que otras vitaminas del grupo B. Pero además se ha demostrado que ayuda a mantener la salud y buen funcionamiento de las neuronas y de las células sanguíneas. También interviene y contribuye a la formación del ADN de las células, por lo que una deficiencia de esta vitamina tiene consecuencias graves para la salud si se mantiene en el tiempo.

Además de estas vitaminas del grupo B, la carne aporta vitamina A y, en cantidades más pequeñas, otras vitaminas como la E, el ácido pantoténico y la biotina.

¿Y LOS EMBUTIDOS?

Cuando hablamos del grupo de las carnes, es normal que nos vengan a la cabeza los embutidos y las carnes procesadas. Desde el chorizo y la morcilla, pasando por el jamón, la mortadela y las salchichas. Todas ellas son carnes a las que se denomina procesadas. En este grupo entran todas las carnes que han sufrido un proceso de transformación por métodos como la salazón, el curado, la fermentación, el ahumado, el marinado, el adobo u otros procesos para potenciar el sabor y aumentar la vida útil de la carne. Es decir, todo lo que no es «carne fresca». En este grupo de carnes debe incluirse, muy a nuestro pesar, el jamón serrano (incluyendo el ibérico cien por cien bellota): se ha demostrado que su consumo excesivo y regular se relaciona con mayor riesgo de padecer enfermedades cardiovasculares y algunos tipos de cáncer, en concreto, el cáncer de colon. Por eso se recomienda limitar su consumo a ocasional, esporádico y no obligatorio. No consumir embutidos no repercute negativamente en la salud. Dicho de una manera más simple: no son necesarios para una buena salud.

Un alimento de hierro

Junto con las proteínas y la vitamina B12, otro de los nutrientes más conocidos que aporta el grupo de las carnes es el hierro. Es verdad que este grupo también proporciona otros nutrientes, como zinc, cobre, magnesio, selenio, cromo, níquel o el fósforo, pero además de aportar hierro en gran cantidad si lo comparamos con otros alimentos, lo importante es su biodisponibilidad. Es decir, se calcula que entre el 30 y el 60 por ciento del hierro que aportan las carnes es hierro «hemo», un tipo de hierro orgánico que se asemeja mucho al que contiene nuestro cuerpo, por lo que es de más fácil absorción y asimilación que, por ejemplo, el hierro «no hemo» de los alimentos vegetales (aunque ya hemos aprendido el truco de añadir un ácido, como la vitamina C, para aumentar su asimilación).

Las carnes rojas, o aquellas preparaciones que tienen sangre como ingrediente, como es el caso de las morcillas y los chorizos, son las que más hierro aportan. Pero como ya hemos visto, por la cantidad y el tipo de grasa que contienen —así como por ser carnes procesadas en el caso de la morcilla y el chorizo—, no son alimentos que se puedan consumir regularmente. Ni siquiera deben tener presencia semanal en nuestra alimentación. Pero la buena noticia es que las carnes blancas, con menos grasa y sin procesar, también tienen una buena cantidad de este mineral.

 ¿CUÁL ES BLANCA Y CUÁL ES ROJA?

De forma general, la diferencia se basa en que la carne roja, además de por su color debido a que tiene más mioglobina de la sangre del animal, tiene mayor cantidad de grasa saturada que la carne blanca. Por eso se recomienda limitar más la carne roja que la blanca. La carne roja suele ser la que proviene de los bovinos y los ovinos, además de la caza, mientras que la carne blanca proviene de aves (a excepción del pato y el ganso) o el conejo. Aunque hay una excepción con el cordero y el cerdo. En el caso del cordero, cuando es adulto se considera carne roja, pero cuando es joven, como el cordero lechal, se considera blanca. Cuando hablamos de carne de cerdo, de forma general es una carne roja, salvo algún corte específico como el lomo, que se puede considerar carne blanca.

¿Cuánta carne hay que comer a la semana?

Con el grupo de las carnes, no existe un mínimo que haya que consumir. Más bien es un máximo, especialmente con las carnes rojas y las carnes procesadas, que son las que, por su exceso y consumo de forma frecuente, está cada vez más demostrada su relación con diferentes enfermedades. Por eso, vamos a darle a la carne el protagonismo justo que debe tener en la alimentación.

3-4 (máximo) RACIONES A LA SEMANA
1-2 (máximo) raciones de carne roja y/o procesada AL MES

¿CUÁNTOS HUEVOS PUEDO COMER?

Los huevos son el alimento proteico por excelencia. La proteína del huevo se considera una de las más completas que nos pueden ofrecer los alimentos, y el resto de las proteínas se compara con la proteína del huevo para calcular su calidad. Aunque no hace tanto se decía que no era recomendable consumir más de 3 o 4 huevos a la semana porque, debido a su cantidad de colesterol, no era saludable, la realidad actual es diferente. Según los últimos estudios, casi no se absorbe el colesterol del huevo, por lo que la recomendación actual es más flexible, permitiendo consumir uno, o incluso más, al día. Aparte de ser ricos en proteínas, son moderados en grasa, rico en nutrientes y saciantes. Es una buena manera de consumir proteínas, sustituyendo la ración de carne por una de huevos.

¿Qué es una ración?

Calcular raciones con la carne no es fácil; la gran mayoría de las veces consumimos este grupo de alimentos en porciones que no suponen la unidad en sí mismo, es decir, filetes, alitas, lomos, costillas, etc, pero no consumimos el animal entero por sí mismo.

De forma general, hablamos de que una ración de carne magra es una porción de entre 125 y 150 gramos. Para otras carnes más grasas, las raciones son más pequeñas. Una ración sería:

¿QUÉ ES UNA RACIÓN?

Filete, lomo, chuleta, solomillo...
1 unidad mediana
(como la palma de la mano)

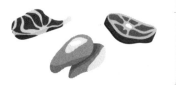

Salchichas, costillas y alitas
3-4 unidades medianas

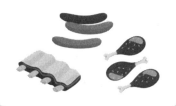

Beicon, jamón, carpaccio...
4 lonchas finas

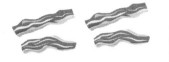

Embutidos
6 unidades finas

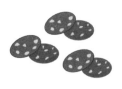

Chorizo, morcilla...
½ unidad mediana

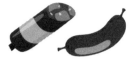

Huevos
1 huevo mediano

Ya, pero es que...

El grupo de las carnes no se libra, como casi ningún grupo de alimentos, de ser objetivo de mitos y bulos. Unas veces para ensalzar o defender su consumo y otras para denostar su calidad o su seguridad alimentaria, muchas veces haciendo que nos confundan a la hora de poder gestionar su presencia en nuestra alimentación. Por este motivo, está bien que aclaremos algunos de los mitos más escuchados:

1. **La carne contiene restos de antibióticos y hormonas.** Es verdad que durante unos años fue una práctica habitual el utilizar hormonas para hacer crecer el ganado o que produjeran más leche, algo que, en los años noventa, se demostró que era un riesgo para nuestra salud. A partir de la Directiva Europea 96/22/CE se prohibió el uso de hormonas en animales, solo contemplada en situaciones muy concretas y siempre bajo un estricto control veterinario. Y el mismo caso sucede con los antibióticos que, aunque permitidos para el tratamiento de los animales en caso de que enfermen, no puede aparecer en la carne que se destina al consumo humano.

2. **Meten agua a la carne para engañarnos.** Meter agua en la carne fresca es una práctica fraudulenta que no permite la ley y que se persigue haciendo controles periódicos. Que la pieza de carne pierda más o menos agua cuando la ponemos en la sartén se debe a muchos factores, como la edad del animal (cuanto más joven, mayor cantidad de agua retiene), el tipo de corte (no es lo mismo un filete que un solomillo), o el animal en sí (el cerdo retiene más agua que, por ejemplo, el ovino).
Sí es verdad que cuando hablamos de preparados cárnicos,

que no es carne fresca, como por ejemplo una cinta de lomo adobada, sí se inyecta fosfato de sodio para que sean más tiernos y jugosos, algo que se debe reflejar en el etiquetado del producto cárnico. Pero en la carne fresca, el jugo que sale del filete no es un fraude.

3. **La yema de huevo es peor que la clara.** Es común oír que es mejor la clara del huevo que la yema porque esta no tiene tanta grasa ni colesterol como la yema. Es cierto, pero con matices. Ambas son perfectamente adecuadas dentro de una dieta saludable. Y ya hemos visto que el colesterol que contiene el huevo se absorbe muy pobremente en nuestro cuerpo. Respecto a las grasas, la gran mayoría son insaturadas. Además, la yema es muy rica en minerales, vitaminas y una sustancia llamada colina, relacionada con una buena salud cerebral y con la prevención de enfermedades como el alzhéimer o la demencia. Por lo que tanto la clara como la yema son beneficiosas para nuestra dieta.

¡ADELANTE CON EL RETO!

Ahora que hemos aprendido por qué debemos hacer este cambio en nuestra alimentación, recuerda qué nivel obtuviste en el test previo.

Recuerda: planificar y comprobar

1. Lee el objetivo de tu nivel.
2. Planifica cómo lo vas a hacer: qué vas a comer en cada comida.
3. Anota qué necesitas comprar para cumplirlo.
4. Señala con un tick (✔) si lo has cumplido.
5. Comprueba con el cuestionario final si estás listo para pasar al siguiente reto con tu alimentación.

Para ayudarte en esta tarea, en cada capítulo —y adaptado a cada nivel— vas a encontrar dos herramientas muy sencillas:

- Un **espacio para anotar tu lista de la compra,** donde puedes pensar y apuntar los alimentos que necesitas para cumplir el reto durante la semana.
- Un **planificador** donde puedes ir seleccionando y escribiendo cuándo vas a comer y el qué durante esta semana para cumplir tu reto.

Además, dentro del planificador y al lado de cada reto encontrarás un cuadro donde ir poniendo tu tick según vayas cumpliéndolo, o un espacio para apuntar el número de raciones, para anotar las veces que haces el reto común o, en definitiva, para completar lo que puedas necesitar en cada capítulo.

NIVEL PRINCIPIANTE NIVEL INTERMEDIO NIVEL AVANZADO

Sin duda puede decirse que eres un amante de la carne. No hay día que no haya algo de carne en el plato, incluidos embutidos y fiambres. También puede que varias veces a la semana se trate de carne roja, aunque no seas consciente de ello, como el cerdo o la ternera. Nuestro objetivo en este capítulo será reducir la cantidad de carne que consumimos, especialmente la carne roja y las carnes procesadas.

OBJETIVO: máximo 1 ración de carne al día

TODAS LAS SEMANAS: máximo 1-2 raciones de carne roja.
TODAS LAS SEMANAS: máximo 2-3 raciones de embutidos y fiambres.

Paso a paso...

1. Prepara todo lo que vas a comer en cada comida durante la semana y deja para lo último incluir la carne en tu planificador.
2. En los huecos restantes de comidas y cenas, incluye las piezas de carne (tanto blanca, como roja y procesada) que vas a consumir.
3. Mejor acompañadas de una buena guarnición de verduras.
4. No incluyas más de 1 o 2 veces carne roja a la semana.
5. Limita los embutidos y fiambres a no más de 2-3 veces a la semana.

Para mi reto necesito comprar

☐ ....

☐ ....

☐ ....

☐ ....

☐ ....

☐ ....

☐ ....

☐ ....

☐ ....

	Lunes	Martes	Miércoles
Desayuno	🍎 .... ☐ ⏰ .... ☐	🍎 .... ☐ ⏰ .... ☐	🍎 .... ☐ ⏰ .... ☐
Media mañana	🥜 .... ☐	🥜 .... ☐	🥜 .... ☐
Comida	1 .... ☐ 2 .... ☐ 🍞 .... ☐ 🍎 .... ☐ 💧 .... ☐ ⏰ .... ☐ 📺 .... ☐	1 .... ☐ 2 .... ☐ 🍞 .... ☐ 🍎 .... ☐ 💧 .... ☐ ⏰ .... ☐ 📺 .... ☐	1 .... ☐ 2 .... ☐ 🍞 .... ☐ 🍎 .... ☐ 💧 .... ☐ ⏰ .... ☐ 📺 .... ☐
Merienda	🥜 .... ☐	🥜 .... ☐	🥜 .... ☐
Cena	1 .... ☐ 2 .... ☐ 🍞 .... ☐ 🍎 .... ☐ 💧 .... ☐ ⏰ .... ☐ 📺 .... ☐	1 .... ☐ 2 .... ☐ 🍞 .... ☐ 🍎 .... ☐ 💧 .... ☐ ⏰ .... ☐ 📺 .... ☐	1 .... ☐ 2 .... ☐ 🍞 .... ☐ 🍎 .... ☐ 💧 .... ☐ ⏰ .... ☐ 📺 .... ☐

🍗 Blanca ☐   Blanca ☐   Blanca ☐

🥩 Roja ☐   Roja ☐   Roja ☐

🌭 Embutido ☐   Embutido ☐   Embutido ☐

🍗 Nº raciones blanca/semana: _____

Jueves	Viernes	Sábado	Domingo
☐	🍎 ☐	🍎 ☐	🍎 ☐
☐	⏰ ☐	⏰ ☐	⏰ ☐
☐	🥜 ☐	🥜 ☐	🥜 ☐
☐	1 ☐	1 ☐	1 ☐
☐	2 ☐	2 ☐	2 ☐
☐	🍞 ☐	🍞 ☐	🍞 ☐
☐	🍎 ☐	🍎 ☐	🍎 ☐
☐	💧 ☐	💧 ☐	💧 ☐
☐	⏰ ☐	⏰ ☐	⏰ ☐
☐	💻 ☐	💻 ☐	💻 ☐
☐	🥜 ☐	🥜 ☐	🥜 ☐
☐	1 ☐	1 ☐	1 ☐
☐	2 ☐	2 ☐	2 ☐
☐	🍞 ☐	🍞 ☐	🍞 ☐
☐	🍎 ☐	🍎 ☐	🍎 ☐
☐	💧 ☐	💧 ☐	💧 ☐
☐	⏰ ☐	⏰ ☐	⏰ ☐
☐	💻 ☐	💻 ☐	💻 ☐
anca ☐	Blanca ☐	Blanca ☐	Blanca ☐
oja ☐	Roja ☐	Roja ☐	Roja ☐
nbutido ☐	Embutido ☐	Embutido ☐	Embutido ☐

Nº raciones roja/semana: _____   Nº raciones embutidos/semana: _____

NIVEL PRINCIPIANTE

NIVEL INTERMEDIO

NIVEL AVANZADO

NIVEL
PRINCIPIANTE

**NIVEL
INTERMEDIO**

NIVEL
AVANZADO

Te gusta la carne, y, aunque de forma moderada, todos los días tiene presencia en tu menú. Puede que esporádicamente en forma de carne roja y carnes procesadas, como fiambres y embutidos, pero es raro el día que no hay algo de carne. Por eso, vamos a balancear más tu alimentación para que su presencia se ajuste lo más cerca posible a los objetivos nutricionales.

> **OBJETIVO: máximo 4-5 raciones de carne a la semana**
>
> TODAS LAS SEMANAS: máximo 1 ración de carne roja.
> TODAS LAS SEMANAS: máximo 1-2 raciones de embutidos y fiambres.

Paso a paso...

1. Prepara todo lo que vas a comer en cada comida durante la semana y deja para lo último incluir la carne en tu planificador.
2. En los huecos restantes de comidas y cenas, incluye las piezas de carne (tanto blanca, como roja y procesada) que vas a consumir.
3. Mejor acompañadas de una buena guarnición de verduras.
4. No incluyas más de 1 vez carne roja a la semana.
5. Si una semana no comes carne roja, no te preocupes, no es obligatorio.

6. Limita los embutidos y fiambres a no más de 1 o 2 veces a la semana.

Para mi reto necesito comprar

☐ ....

☐ ....

☐ ....

☐ ....

☐ ....

☐ ....

☐ ....

☐ ....

☐ ....

	Lunes	Martes	Miércoles
Desayuno	🍎............☐ ⏰............☐	🍎............☐ ⏰............☐	🍎............ ⏰............
Media mañana	🥜............☐	🥜............☐	🥜............
Comida	1............☐ 2............☐ 🥖............☐ 🍎............☐ 💧............☐ ⏰............☐ 📊............☐	1............☐ 2............☐ 🥖............☐ 🍎............☐ 💧............☐ ⏰............☐ 📊............☐	1............ 2............ 🥖............ 🍎............ 💧............ ⏰............ 📊............
Merienda	🥜............☐	🥜............☐	🥜............
Cena	1............☐ 2............☐ 🥖............☐ 🍎............☐ 💧............☐ ⏰............☐ 📊............☐	1............☐ 2............☐ 🥖............☐ 🍎............☐ 💧............☐ ⏰............☐ 📊............☐	1............ 2............ 🥖............ 🍎............ 💧............ ⏰............ 📊............

🍗 Blanca	☐	Blanca	☐	Blanca	
🥩 Roja	☐	Roja	☐	Roja	
🌭 Embutido	☐	Embutido	☐	Embutido	
🍗 Nº raciones blanca/semana: _____					

	Jueves	Viernes	Sábado	Domingo
	☐	🍎 ☐	🍎 ☐	🍎 ☐
	☐	⏰ ☐	⏰ ☐	⏰ ☐
	☐	🥔 ☐	🥔 ☐	🥔 ☐
	☐	1 ☐	1 ☐	1 ☐
	☐	2 ☐	2 ☐	2 ☐
	☐	🍞 ☐	🍞 ☐	🍞 ☐
	☐	🍎 ☐	🍎 ☐	🍎 ☐
	☐	💧 ☐	💧 ☐	💧 ☐
	☐	⏰ ☐	⏰ ☐	⏰ ☐
	☐	📺 ☐	📺 ☐	📺 ☐
	☐	🥔 ☐	🥔 ☐	🥔 ☐
	☐	1 ☐	1 ☐	1 ☐
	☐	2 ☐	2 ☐	2 ☐
	☐	🍞 ☐	🍞 ☐	🍞 ☐
	☐	🍎 ☐	🍎 ☐	🍎 ☐
	☐	💧 ☐	💧 ☐	💧 ☐
	☐	⏰ ☐	⏰ ☐	⏰ ☐
	☐	📺 ☐	📺 ☐	📺 ☐
nca ☐	Blanca ☐	Blanca ☐	Blanca ☐	
a ☐	Roja ☐	Roja ☐	Roja ☐	
butido ☐	Embutido ☐	Embutido ☐	Embutido ☐	

Nº raciones roja/semana: _____   Nº raciones embutidos/semana: _____

NIVEL
PRINCIPIANTE

NIVEL
INTERMEDIO

NIVEL
AVANZADO

Estás muy cerca de cumplir los objetivos nutricionales respecto al grupo de las carnes y productos cárnicos, pero puede que aún estés por encima, incluso consumiendo más carne roja de la que debes, o dando demasiado protagonismo a carnes procesadas como el jamón. Por eso, en este capítulo vamos a bajar al mínimo su consumo, evitando que desplacen a otros grupos de alimentos en tu menú semanal.

> **OBJETIVO: máximo 2-3 raciones de carne a la semana**
>
> TODOS LOS MESES: máximo 1 ración de carne roja.
> TODOS LOS MESES: máximo 1-2 raciones de embutidos y fiambres.

Paso a paso...

1. Prepara todo lo que vas a comer en cada comida durante la semana y deja para lo último incluir la carne en tu planificador.
2. En los huecos restantes de comidas y cenas, incluye las piezas de carne (tanto blanca, como roja y procesada) que vas a consumir.
3. No todos los días deben tener algo de carne, especialmente cuando se consumen legumbres.
4. Mejor acompañadas de una buena guarnición de verduras.

5. Intenta no incluir cortes de carne roja durante la semana. Como mucho, alguna semana o resérvalo para cuando haces alguna comida fuera de casa y no tienes elección.

6. Evita meter fiambres y embutidos, incluyendo el jamón, de forma semanal. Resérvalo para momentos festivos que va a apetecer más, como reuniones sociales o festividades.

Para mi reto necesito comprar

- [ ] ....
- [ ] ....
- [ ] ....
- [ ] ....
- [ ] ....
- [ ] ....
- [ ] ....
- [ ] ....
- [ ] ....

NIVEL PRINCIPIANTE

NIVEL INTERMEDIO

NIVEL AVANZADO

	Lunes	Martes	Miércoles
Desayuno	🍎............☐ ⏰............☐	🍎............☐ ⏰............☐	🍎............ ⏰............
Media mañana	🥜............☐	🥜............☐	🥜............
Comida	1............☐ 2............☐ 🍞............☐ 🍎............☐ 💧............☐ ⏰............☐ 📺............☐	1............☐ 2............☐ 🍞............☐ 🍎............☐ 💧............☐ ⏰............☐ 📺............☐	1............ 2............ 🍞............ 🍎............ 💧............ ⏰............ 📺............
Merienda	🥜............☐	🥜............☐	🥜............
Cena	1............☐ 2............☐ 🍞............☐ 🍎............☐ 💧............☐ ⏰............☐ 📺............☐	1............☐ 2............☐ 🍞............☐ 🍎............☐ 💧............☐ ⏰............☐ 📺............☐	1............ 2............ 🍞............ 🍎............ 💧............ ⏰............ 📺............

🍗 Blanca	☐ Blanca	☐ Blanca	
🥩 Roja	☐ Roja	☐ Roja	
🌭 Embutido	☐ Embutido	☐ Embutido	
🍗 Nº raciones blanca/semana: _____			

Jueves	Viernes	Sábado	Domingo	
☐	🍎 ☐	🍎 ☐	🍎 ☐	
☐	⏰ ☐	⏰ ☐	⏰ ☐	
☐	🥔 ☐	🥔 ☐	🥔 ☐	
☐	1 ☐	1 ☐	1 ☐	
☐	2 ☐	2 ☐	2 ☐	
☐	🥖 ☐	🥖 ☐	🥖 ☐	
☐	🍎 ☐	🍎 ☐	🍎 ☐	
☐	💧 ☐	💧 ☐	💧 ☐	
☐	⏰ ☐	⏰ ☐	⏰ ☐	
☐	📊 ☐	📊 ☐	📊 ☐	
☐	🥔 ☐	🥔 ☐	🥔 ☐	
☐	1 ☐	1 ☐	1 ☐	
☐	2 ☐	2 ☐	2 ☐	
☐	🥖 ☐	🥖 ☐	🥖 ☐	
☐	🍎 ☐	🍎 ☐	🍎 ☐	
☐	💧 ☐	💧 ☐	💧 ☐	
☐	⏰ ☐	⏰ ☐	⏰ ☐	
☐	📊 ☐	📊 ☐	📊 ☐	
nca ☐	Blanca ☐	Blanca ☐	Blanca ☐	
a ☐	Roja ☐	Roja ☐	Roja ☐	
butido ☐	Embutido ☐	Embutido ☐	Embutido ☐	

Nº raciones roja/semana: _____   🌭 Nº raciones embutidos/semana: _____

¿TE ESTÁ COSTANDO?

Puede que, aunque parezca fácil, llevar a la práctica en el día a día el cambio que te has propuesto no sea un camino de rosas. Para las barreras que te puedas encontrar, aquí tienes algunos trucos:

1. **No cumplas este reto.** Ya hemos visto que la carne tiene nutrientes y propiedades, pero también hemos aprendido que comemos más carne de la que necesitamos, lo que se relaciona con el aumento de enfermedades en nuestra sociedad como los infartos, ictus o cáncer de colon. Se puede comer carne, pero los retos son raciones para consumir como máximo durante la semana. Si queremos comer menos raciones, o no consumir nada de carne un día, no pasa nada. Simplemente rellena ese hueco con otros alimentos que hemos ido viendo en capítulos anteriores. Tu salud no se va a ver resentida.

2. **Huevos cocidos.** El huevo es un buen sustituto de la carne porque, además de aportar una gran cantidad de proteínas de excelente calidad, viene repleto de nutrientes y micronutrientes. Junto a esto, ya se ha demostrado que no se relaciona con el aumento de colesterol en sangre, por lo que el huevo cocido es muy socorrido para añadir a platos y preparaciones, así como en las medias mañanas o meriendas. Sobre todo, gracias a su alto poder saciante, puede ayudarnos a no llegar con tanta hambre a las comidas principales.

RETO EXTRA para todos los niveles

Tan importante es lo que se pone en el plato como lo que nos servimos en el vaso. De hecho, muchas veces es cierta la expresión de que nos estamos bebiendo las calorías. Y es que, poco a poco, otras bebidas están desplazando al agua como bebida de elección en las comidas y cenas. Por eso, el reto extra de este capítulo es recuperar la presencia del agua en todas las comidas, evitando caer en las bebidas recreativas como los refrescos (incluidos los «cero azúcares» o light), zumos, néctares y, por supuesto, el alcohol. Incluido las variedades «sin».

OBJETIVO: beber mínimo 1 vaso de agua en comida y cena

TODOS LOS DÍAS: mínimo 1 vaso de agua en comida y cena.

Paso a paso...

1. Prepara un vaso de agua en todas las comidas y cenas junto con los alimentos que vas a consumir.
2. Ten a mano una botella o jarra de agua en caso de que necesites más de un vaso.
3. Toma el agua durante la ingesta, entre bocados, para ayudar a lubricar y tragar los alimentos.
4. Apunta en cada comida cuántos vasos de agua has consumido.

¿Estás listo para el siguiente reto?

Después de acabar tu semana, puede que tengas ganas de empezar con el siguiente cambio en tu alimentación. Sin embargo antes de pasar al nuevo reto, contesta la siguiente pregunta:

¿Cuántos días de la semana has logrado cumplir tu objetivo?

- a. Menos de 3 días.
- b. Entre 3 y 5 días, incluyendo algún día del fin de semana.
- c. Más de 5 días.

Respuesta A: Deberías lograr tu objetivo más días para que el cambio esté asentado. Como no tenemos prisa, prueba otra semana a hacer el reto y a aumentar el número de días que lo consigues.

Respuesta B: Es un buen resultado, y si además no te ha costado mucho lograrlo, puedes plantearte pasar al siguiente reto.

Respuesta C: No lo dudes. Es muy probable que este reto ya esté interiorizado, por lo que lánzate al siguiente cambio en tu alimentación.

¿CUÁL ES EL SIGUIENTE RETO?

Ahora que has logrado el objetivo de este capítulo, tienes dos opciones: o intentas lograr el objetivo de un nivel superior al que has hecho hasta ahora, o pasas al siguiente capítulo para trabajar otro grupo de alimentos.

10
Ultraprocesados ultrapresentes

¿Y qué comerán los ricos? Azúcar, supongo.
Alfonso Daniel Rodríguez Castelao (1886-1950)

Hemos llegado al último capítulo del libro, y espero que reto a reto, página a página, hayas descubierto que comer bien se centra más en qué debes incluir en tu alimentación para dar al cuerpo todo lo que necesita que en qué debes dejar de comer. Esta dinámica es muy usual en los casos en que nos planteamos mejorar nuestra alimentación: primero pensar en qué debemos dejar de hacer sin tener en cuenta que la salud con la alimentación se centra más en qué falta y no tanto en qué sobra en el plato.

Por este motivo, para el último capítulo y para poner el lazo final a este viaje que has iniciado, nos vamos a centrar en los alimentos que no pasa nada si no consumimos, porque nuestra salud no se verá afectada.

Hablamos de los famosos alimentos ultraprocesados, los platos preparados, la bollería, la comida para llevar o comida rápida (aunque rápido no siempre es sinónimo de este tipo de alimentos), alimentos o preparados alimentarios que no están prohibidos, pero no necesitamos tomar cada día. De hecho, en caso de hacerlo, tenemos más desventajas que ventajas.

Mucho de lo poco

Empezar nuestro cambio de alimentación disminuyendo o eliminando este grupo de alimentos es duro. No solo para ti, en general para todo el mundo. Y esto tiene una respuesta sencilla: este grupo de alimentos son muy ricos en todo aquello a lo que nuestro cuerpo responde de forma positiva, generando placer al comerlos.

Estamos hablando de los azúcares, las grasas y la sal. No podemos obviar que somos animales, y que, no hace tantos años, la raza humana no estaba tan desarrollada y debía sobrevivir en un medio salvaje en el que había que buscar comida y, sobre todo, energía. Por eso, por mero instinto de supervivencia, nuestro cuerpo responde a cualquier alimento que sea dulce o tenga en boca la untuosidad que aportan las grasas. Nuestro cerebro lo reconoce, sabe que son azúcares (hidratos de carbono) y grasa. Y también sabe que son fuentes de energía inmediata y a medio-largo plazo. En pocas palabras, alimentos que aseguran la supervivencia. Por este motivo aún seguimos prefiriendo, desde niños, este tipo de sabores y texturas en la boca.

Además, son ricos en sal, potenciador del sabor por excelencia de los alimentos, y aportan minerales que también necesita nuestro cuerpo. La sal no deja de ser una combinación de cloro y sodio, minerales que tienen también funciones importantes en nuestro cuerpo. Pero fundamentalmente la sal realza los sabores, estimulando más nuestro paladar y, con ello, también nuestro cerebro.

¿Dónde reside el problema? Como dijo Paracelso, en la cantidad. En el fondo estamos hablando de nutrientes, pero con este grupo de alimentos tenemos un problema de cantidad y de calidad. En cuanto a la primera, basta ver una etiqueta de cualquiera de ellos para observar cómo aportan cantidades muy por encima de lo que necesitamos. Sumatoriamente, la calidad no es la mejor. Suelen ser azúcares sencillos, añadidos, libres y que tienen respuestas en sangre de glucemia e insulina que, por resumirlo mucho, descompensan nuestro equilibrio. Respecto a las grasas, suelen ser saturadas, refinadas y con un perfil muy poco cardiosaludable. Fundamentalmente porque son más baratas, y el precio en estos alimentos es también uno de sus grandes atractivos para consumirlos.

Por ello no debe asombrarnos que su consumo se haya disparado en la era moderna, y que el exceso de estos tres nutrientes muy por encima de los límites saludables haya hecho que también se dispare la incidencia de enfermedades crónicas no transmisibles. Para que nos entendamos, estamos hablando de obesidad, diabetes, enfermedades cardiovasculares o cáncer. Y así ha sido hasta un límite en que casi hemos normalizado que una persona, sobre todo a determinadas edades, tenga el colesterol, la glucemia o los triglicéridos altos. Décadas atrás, esto hubiera supuesto una sorpresa porque no era tan común entre la gente.

 ¿QUÉ ES UN ULTRAPROCESADO?

Aunque existen muchas definiciones profesionales o científicas, la verdad es que tampoco podemos decir que exista un consenso en cuanto a definir qué es un ultraprocesado. Sabemos que no son alimentos, sino preparaciones alimentarias elaboradas a partir de partes de otros alimentos. Es decir, los ingredientes no suelen ser alimentos (como en un pisto manchego, cuyos ingredientes son cebolla, tomate, pimiento...), sino que son partes de alimentos (aislado de, extracto de, almidón de fécula de...) junto con otros alimentos refinados (harina blanca, azúcar, aceite vegetal...). De hecho, su lista de ingredientes suele ser larga y cargada de aditivos para darles color, edulcorarlos, potenciar su sabor, estabilizarlos, etc. Además de todo esto, ya hemos visto que también se caracterizan porque son muy ricos en azúcares libres, grasas de mala calidad y sal.

Sobre todo, sabor

Ya sabemos que estos alimentos son ricos en sal, y que eso hace que su sabor se vea potenciado. En realidad, cuando decimos que un alimento está soso, lo que estamos percibiendo en nuestras papilas gustativas es el sabor real del alimento. El problema es que no estamos acostumbrados a este sabor, sino a que venga realzado por la sal.

Este truco se lo saben también los que diseñan este tipo de alimentos. Y también se conoce que no solo la sal potencia el sabor. De hecho, otro gran conocido es el glutamato monosódico, un famoso aditivo cuyo uso se ha extendido tanto entre los ultraprocesados que se pone de ejemplo para explicar el nuevo sabor que se incluyó a los clásicos dulce, salado, ácido y amargo: el umami.

Sin entrar en si es mejor o peor el glutamato, o sus posibles implicaciones en el desarrollo o predisposición a tener unas enfermedades u otras, ya que hay bastante debate científico aún alrededor de ello, lo que es verdad es que es otra sustancia que es difícil parar de comer. Y no son solo estos dos, también se usa el ácido glutámico, el glutamato monopotásico o el diglutamato cálcico, entre otros. Normalmente no los vas a ver escritos con todas las letras y palabras, sino que, por ley, y para indicar que han sido añadidos a alimentos como aditivos y no como ingredientes, vendrán con la fórmula famosa de la letra E seguida de un número.

¿Dónde están los nutrientes?

Con estos alimentos el problema no acaba con el exceso, sino que se agrava con el defecto. O, dicho de otra manera, aparte de ser ricos en los nutrientes que actualmente debemos controlar en nuestra alimentación, son pobres en nutrientes esenciales como las vitaminas, minerales, aminoácidos esenciales o las famosas grasas omega 3 y omega 6.

Y en fibra. Sobre todo, son pobres en fibra. Esto los hace aún menos saciantes y que aumente la absorción de nutrientes como la glucosa en nuestro cuerpo, lo que no ayuda a controlar la curva de glucemia en sangre. De hecho, además de que hasta hace no muchos años los productos e ingredientes integrales eran más caros que los refinados —y tenían mayores problemas de conservación, haciendo que durara menos—, estaban también mucho menos aceptados e introducidos en la sociedad. Hasta hace no mucho, cuando oíamos la palabra «integral» la relacionábamos con dieta, no con cuidarse o con saludable.

Esto no quiere decir que no aporten nutrientes, pero si ponemos en una balanza cuánto aportan de unos y cuánto de otros, evidentemente siguen ganando el azúcar, las grasas refinadas poco cardiosaludables y la sal. Por todo esto, como resultado final, no se justifica su consumo frecuente con la excusa de que aportan nutrientes a nuestro cuerpo.

¿Y SI LOS ENRIQUECEMOS?

Es frecuente que estos alimentos vengan con grandes reclamos en sus packs que nos hacen pensar que hacemos bien si los compramos y los consumimos: rico en vitaminas, con hierro, con fibra, bajo en azúcares (y en chiquitito, en una esquina: «Sin azúcares añadidos. Contiene azúcares naturalmente presentes en los alimentos»). Siento decirte que sigue sin estar justificado su consumo frecuente. De hecho, imaginemos un alimento ultraprocesado al que enriquecemos con el cien por cien de nutrientes que nuestro cuerpo necesita. Casi como un alimento para astronautas que aporte todo lo que necesitamos de vitaminas, minerales, fibra, etc. Aun así, seguiría sin estar justificado su consumo. ¿Por qué? Porque no hemos eliminado el problema de base: su exceso de azúcar, grasas refinadas y sal.

¿Cuántos ultraprocesados puedo comer?

Con los ultraprocesados no hay reglas de mínimos ni máximos. La realidad es que es un grupo de alimentos de consumo OCASIONAL y NO OBLIGATORIO. O, dicho de otra manera, se pueden comer con moderación y en ocasiones especiales, sin que formen parte del día a día de nuestra alimentación; aunque si no los consumimos, no pasa nada. De hecho, las últimas recomendaciones con estos alimentos que hacen revisiones científicas son mucho más contundentes: cuanto menos, mejor.

**1-2 (máximo, no obligatorio)
RACIONES AL MES**

¿Qué es una ración?

Este grupo de alimentos es tan heterogéneo e incluye tantos productos alimentarios que las raciones varían mucho de un producto a otro.

En realidad, más que preocuparnos de cuánto podemos comer, vemos que la clave está en la frecuencia y en saber reconocer qué es un ultraprocesado.

Por eso, para que puedas identificar qué productos suelen ser ultraprocesados, lo mejor es que tengas a mano la lista de la siguiente página.

¿QUÉ ES UN ULTRAPROCESADO?

Panes y pasteles producidos industrialmente

Dulces, helados industriales y barritas de chocolate

Albóndigas y *nuggets* de pollo y pescado

Productos congelados y/o listos para comer

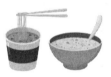

Refrescos y bebidas dulces

Fideos y sopas instantáneas

Alimentos hechos mayoritariamente o completamente de azúcar, grasas y aceites

Comida rápida para llevar tipo *fast food* y snacks

¿TODA LA COMIDA RÁPIDA ES ULTRAPROCESADA?

No tiene por qué. «Comida rápida» hace referencia al modelo de negocio de restaurantes que nos sirven la comida con unos tiempos de espera cortos, pero no siempre tienen por qué ser ultraprocesados o productos de baja calidad nutricional. En el mercado hay opciones saludables. Por poner uno muy obvio, los locales de ensaladas para llevar, o los famosos poke bowls, cuencos de arroz cocido (que puede ser integral) con otros ingredientes a elegir. Pero desgraciadamente la gran mayoría sí son ultraprocesados, especialmente las opciones más baratas, que suelen ser de calidad baja y que nutricionalmente cumplen la regla que los hace de consumo ocasional y no obligatorio: ricos en azúcares, grasas refinadas y sal, poca fibra y nutrientes esenciales. Sushi, hamburguesas, pizzas, kebabs, etc. Pero, si sabemos mirar y elegir, sí podemos encontrar opciones más o menos saludables.

Ya, pero es que...

Los alimentos ultraprocesados también tienen bulos y mitos. Aunque la diferencia es que, para este grupo, lo normal es que sean creencias que nos incitan a consumir más de ellos haciéndonos creer que son más saludables de lo que son, incluso buscando culpables concretos, cuando los ultraprocesados pueden estar mucho más cerca de lo que creemos. Para que puedas cumplir el reto de este capítulo, también debes tener esto en cuenta:

1. **Lo artesano, natural y light es más saludable.** Nada más lejos de la realidad. Todos estos «apellidos» que frecuentemente nos ponen en los envases, o no están regulados por la ley (como es el caso de «natural»), o no estamos interpretando bien lo que quiere decir (como en el caso de «light»).

   Lo artesano, entendido como tradicional, donde nos imaginamos a un maestro artesano elaborando una receta de algún producto, no es sinónimo de saludable. Tendemos a creer que lo de toda la vida es saludable, pero las galletas llevan haciéndose hace muchas décadas, incluso siglos, y no por eso dejan de ser un producto de repostería y ultraprocesado: azúcares, grasas, sal (sí, también sal), y pobres en fibra y nutrientes. Por lo que artesano no es sinónimo de más saludable.

   Lo mismo pasa con el término «natural». Que se dé en la naturaleza no le otorga inmediatamente el adjetivo de saludable. Por ejemplo, pocas cosas son más naturales que las setas, que crecen solas en el monte, pero muchas de ellas, de hecho la gran mayoría, son venenosas.

   Y por último «light», un término que se hizo muy famoso en los años ochenta y que parece que en la actualidad hemos sustituido por *fit*. Según la ley, el término «light», ligero o similar hace referencia a que el producto tiene, como mínimo, un 30 por ciento de algo menos que el producto de referencia. Puede ser que tenga un 30 por ciento menos de calorías o grasas, como la mayonesa light, o de azúcares, pero aun con un 30 por ciento menos de algo que es pura grasa, como la mayonesa, el producto resultante sigue siendo muy rico en grasas. Además, estos términos hacen que nos confiemos, incluso que comamos más, porque, total, como es «sano», pues dos cucharadas en vez de una.

2. **Los ultraprocesados solo los hace la industria alimentaria.** Puede parecer que este grupo de alimentos ha sido un invento de la industria alimentaria, pero, si reflexionamos detenidamente, no se pueden atribuir el mérito. Antes de que los estantes de los supermercados se inundaran con estos productos, nosotros mismos, en nuestras casas, hacíamos preparaciones similares. Por ejemplo, un bizcocho, donde usábamos ingredientes refinados (como el azúcar blanquilla o la harina blanca), con cantidades que eran excesivas para comerlos en el día a día, y bajos en fibra y nutrientes.
Por eso, también existen los ultraprocesados caseros, y no porque lo hayamos hecho nosotros significa que sea más saludable y tengamos carta blanca para consumirlos. Lo que sí podemos atribuir a la industria es la democratización de estos productos y de conseguir que estén a un precio asequible para la gran mayoría. Eso sí.

3. **Las recetas saludables de postres son saludables.** Ya hemos visto que hacer algo en casa no es sinónimo de saludable. Un bizcocho, por mucho que lo hayamos amasado con nuestras propias manos, sigue siendo un bizcocho. Y algo parecido pasa con la moda actual de hacer versiones *fit* o saludables de productos de consumo ocasional, como galletas, bizcochos, tortitas o tartas de queso.
El truco es sencillo. Cambiamos ingredientes de toda la vida, como azúcar blanco, harina de trigo refinada o aceite de girasol, por otros ingredientes que tienen fama de ser más

saludables como dátiles machacados, panela, miel, harina de trigo integral, de espelta o de avena, aceite de oliva virgen extra, o manteca de coco, el que esté de moda en ese momento.

Si nos fijamos en el resultado, aunque un poco más saludable, la verdad es que la diferencia es mínima. Tendremos un producto final con más fibra, sí. Con más nutrientes, sí. Pero seguirá siendo rico en azúcares. Y por muy «naturales» que sean, siguen siendo libres porque machacamos los dátiles, añadimos miel (que se comporta igual que el azúcar blanco en nuestro cuerpo) o panela, azúcar integral, pero refinada igualmente. Y lo mismo pasa con grasas y almidones, en cantidades muy grandes para consumirlas en el día a día que van a desplazar el consumo de alimentos que ya hemos visto que tienen ganado su sitio por derecho en todos los capítulos anteriores.

¡ADELANTE CON EL RETO!

Ahora que hemos aprendido por qué debemos hacer este cambio en nuestra alimentación, recuerda qué nivel obtuviste en el test previo.

Recuerda: planificar y comprobar

1. Lee el objetivo de tu nivel.
2. Planifica cómo lo vas a hacer: qué vas a comer en cada comida.
3. Anota qué necesitas comprar para cumplirlo.
4. Señala con un tick (✔) si lo has cumplido.
5. Comprueba con el cuestionario final si estás listo para pasar al siguiente reto con tu alimentación.

Para ayudarte en esta tarea, en cada capítulo —y adaptado a cada nivel— vas a encontrar dos herramientas muy sencillas:

- Un **espacio para anotar tu lista de la compra,** donde puedes pensar y apuntar los alimentos que necesitas para cumplir el reto durante la semana.
- Un **planificador** donde puedes ir seleccionando y escribiendo cuándo vas a comer y el qué durante esta semana para cumplir tu reto.

Además, dentro del planificador y al lado de cada reto encontrarás un cuadro donde ir poniendo tu tick según vayas cumpliéndolo, o un espacio para apuntar el número de raciones, para anotar las veces que haces el reto común o, en definitiva, para completar lo que puedas necesitar en cada capítulo.

NIVEL PRINCIPIANTE · NIVEL INTERMEDIO · NIVEL AVANZADO

Los ultraprocesados, de una manera u otra, están demasiado presentes cada día en tu alimentación. Incluso después de ir haciendo todos los retos de este libro, puede que aún estén en cantidad y frecuencia excesiva. Por ello, vamos a empezar a hacerlos desaparecer de tu alimentación diaria.

> **OBJETIVO: máximo 1-2 raciones a la semana**
>
> TODAS LAS SEMANAS: menos de 1-2 raciones de bollería y ultraprocesados.
> Y/O
> TODAS LAS SEMANAS: menos de 1-2 raciones de comida para llevar y platos preparados.

Paso a paso...

1. Planifica toda la alimentación de tu semana con todo lo que has aprendido a lo largo de este libro.
2. Apunta en el planificador semanal cada vez que consumas un producto de bollería u otro ultraprocesado en cualquiera de las comidas, o en picoteos, entre horas y cuando sales de casa.
3. Apunta también las veces que pides comida para llevar, consumes platos preparados o has comido fuera de casa en restaurantes tipo *fast food* o de comida de calidad similar a los ultraprocesados.
4. Puedes ir controlando cuántas veces y cuándo consumes

más este grupo de alimentos, lo que te ayudará a buscar alternativas o a gestionar mejor tu alimentación identificando momentos que son más fáciles de evitar consumir de este grupo, y otros momentos que son más difíciles (y que puedes seguir permitiéndote su consumo).

Para mi reto necesito comprar

- ☐ ....
- ☐ ....
- ☐ ....
- ☐ ....
- ☐ ....
- ☐ ....
- ☐ ....
- ☐ ....
- ☐ ....

	Lunes	Martes	Miércoles
Semana 1	Bollería/ultraprocesados ⌒...............☐ Plato prep./*fast food* ⌑...............☐	Bollería/ultraprocesados ⌒...............☐ Plato prep./*fast food* ⌑...............☐	Bollería/ultraprocesados ⌒............... Plato prep./*fast fo...* ⌑...............
Semana 2	Bollería/ultraprocesados ⌒...............☐ Plato prep./*fast food* ⌑...............☐	Bollería/ultraprocesados ⌒...............☐ Plato prep./*fast food* ⌑...............☐	Bollería/ultraprocesados ⌒............... Plato prep./*fast fo...* ⌑...............
Semana 3	Bollería/ultraprocesados ⌒...............☐ Plato prep./*fast food* ⌑...............☐	Bollería/ultraprocesados ⌒...............☐ Plato prep./*fast food* ⌑...............☐	Bollería/ultraprocesados ⌒............... Plato prep./*fast fo...* ⌑...............
Semana 4	Bollería/ultraprocesados ⌒...............☐ Plato prep./*fast food* ⌑...............☐	Bollería/ultraprocesados ⌒...............☐ Plato prep./*fast food* ⌑...............☐	Bollería/ultraprocesados ⌒............... Plato prep./*fast fo...* ⌑...............

 Nº raciones bollería-ultraprocesados/semana: _____

Jueves	Viernes	Sábado	Domingo
...ería/ ...procesados ☐	Bollería/ ultraprocesados ☐	Bollería/ ultraprocesados ☐	Bollería/ ultraprocesados ☐
... prep./*fast food* ☐	Plato prep./*fast food* ☐	Plato prep./*fast food* ☐	Plato prep./*fast food* ☐
...ería/ ...procesados ☐	Bollería/ ultraprocesados ☐	Bollería/ ultraprocesados ☐	Bollería/ ultraprocesados ☐
...o prep./*fast food* ☐	Plato prep./*fast food* ☐	Plato prep./*fast food* ☐	Plato prep./*fast food* ☐
...ería/ ...procesados ☐	Bollería/ ultraprocesados ☐	Bollería/ ultraprocesados ☐	Bollería/ ultraprocesados ☐
...o prep./*fast food* ☐	Plato prep./*fast food* ☐	Plato prep./*fast food* ☐	Plato prep./*fast food* ☐
...ería/ ...procesados ☐	Bollería/ ultraprocesados ☐	Bollería/ ultraprocesados ☐	Bollería/ ultraprocesados ☐
...o prep./*fast food* ☐	Plato prep./*fast food* ☐	Plato prep./*fast food* ☐	Plato prep./*fast food* ☐

Nº raciones platos preparados-*fast food*/semana: _____

NIVEL
PRINCIPIANTE

**NIVEL
INTERMEDIO**

NIVEL
AVANZADO

Aunque los ultraprocesados y los platos preparados no dominan tu día a día, tal vez tengan demasiada presencia en tu semana. Algo que no debería ser así, ya que su presencia se mide por veces al mes. Por eso, el reto consiste en disminuir su presencia semanal para que el siguiente paso sea reducirlos a tener solo presencia mensual (o incluso nula) en tu alimentación.

OBJETIVO: máximo 1 ración a la semana

TODAS LAS SEMANAS: máximo 1 ración de bollería y ultraprocesados.

Y/O

TODAS LAS SEMANAS: máximo 1 ración de comida para llevar y platos preparados.

Paso a paso...

1. Planifica toda la alimentación de tu semana con todo lo que has aprendido a lo largo de este libro.
2. Apunta en el planificador semanal cada vez que consumas un producto de bollería u otro ultraprocesado en cualquiera de las comidas, o en picoteos, entre horas y cuando sales de casa.
3. Apunta cuándo pides comida para llevar, consumes platos preparados o comes fuera de casa en restaurantes tipo *fast food* o de comida de calidad similar a los ultraprocesados.

4. Puedes ir controlando cuántas veces y cuándo consumes más este grupo de alimentos, lo que te ayudará a buscar alternativas o a gestionar mejor tu alimentación identificando momentos que son más fáciles de evitar consumir de este grupo, y otros momentos que son más difíciles (y que puedes seguir permitiéndote su consumo).

Para mi reto necesito comprar

☐ ....

☐ ....

☐ ....

☐ ....

☐ ....

☐ ....

☐ ....

NIVEL PRINCIPIANTE

NIVEL INTERMEDIO

NIVEL AVANZADO

	Lunes	Martes	Miércoles
Semana 1	Bollería/ ultraprocesados ⌁............☐ Plato prep./*fast food* ⌁............☐	Bollería/ ultraprocesados ⌁............☐ Plato prep./*fast food* ⌁............☐	Bollería/ ultraprocesados ⌁............ Plato prep./*fast fo* ⌁
Semana 2	Bollería/ ultraprocesados ⌁............☐ Plato prep./*fast food* ⌁............☐	Bollería/ ultraprocesados ⌁............☐ Plato prep./*fast food* ⌁............☐	Bollería/ ultraprocesados ⌁............ Plato prep./*fast fo* ⌁
Semana 3	Bollería/ ultraprocesados ⌁............☐ Plato prep./*fast food* ⌁............☐	Bollería/ ultraprocesados ⌁............☐ Plato prep./*fast food* ⌁............☐	Bollería/ ultraprocesados ⌁............ Plato prep./*fast fo* ⌁
Semana 4	Bollería/ ultraprocesados ⌁............☐ Plato prep./*fast food* ⌁............☐	Bollería/ ultraprocesados ⌁............☐ Plato prep./*fast food* ⌁............☐	Bollería/ ultraprocesados ⌁............ Plato prep./*fast fo* ⌁

 Nº raciones bollería-ultraprocesados/semana: _____

Jueves	Viernes	Sábado	Domingo
...ería/ ...aprocesados ⬜	Bollería/ ultraprocesados ⬜	Bollería/ ultraprocesados ⬜	Bollería/ ultraprocesados ⬜
...to prep./*fast food* ⬜	Plato prep./*fast food* ⬜	Plato prep./*fast food* ⬜	Plato prep./*fast food* ⬜
...ería/ ...aprocesados ⬜	Bollería/ ultraprocesados ⬜	Bollería/ ultraprocesados ⬜	Bollería/ ultraprocesados ⬜
...to prep./*fast food* ⬜	Plato prep./*fast food* ⬜	Plato prep./*fast food* ⬜	Plato prep./*fast food* ⬜
...llería/ ...aprocesados ⬜	Bollería/ ultraprocesados ⬜	Bollería/ ultraprocesados ⬜	Bollería/ ultraprocesados ⬜
...ato prep./*fast food* ⬜	Plato prep./*fast food* ⬜	Plato prep./*fast food* ⬜	Plato prep./*fast food* ⬜
...ollería/ ...raprocesados ⬜	Bollería/ ultraprocesados ⬜	Bollería/ ultraprocesados ⬜	Bollería/ ultraprocesados ⬜
...ato prep./*fast food* ⬜	Plato prep./*fast food* ⬜	Plato prep./*fast food* ⬜	Plato prep./*fast food* ⬜

Nº raciones platos preparados-*fast food*/semana: _____

NIVEL PRINCIPIANTE	NIVEL INTERMEDIO	**NIVEL AVANZADO**

Controlas muy bien la presencia de los ultraprocesados en tu alimentación, pero queda el «empujón» final para que empiecen a tener una presencia casi anecdótica en tu alimentación. No todas las semanas deben estar presentes, y debemos empezar a pensar en ellos como algo muy ocasional. Casi como los trajes, los vestidos, los zapatos y los tacones, que solemos ponérnoslos en ocasiones muy especiales.

OBJETIVO: máximo 1-2 raciones al mes

TODOS LOS MESES: máximo 1-2 raciones de bollería y ultraprocesados.

Y/O

TODOS LOS MESES: máximo 1-2 raciones de comida para llevar y platos preparados.

Paso a paso...

1. Planifica toda la alimentación semana a semana con todo lo que has aprendido a lo largo de este libro.
2. Apunta en el planificador mensual cada vez que consumas un producto de bollería u otro ultraprocesado en cualquiera de las comidas, o en picoteos, entre horas y cuando sales de casa.
3. Apunta también las veces que pides comida para llevar, consumes platos preparados o has comido fuera de casa

en restaurantes tipo *fast food* o de comida de calidad similar a los ultraprocesados.

4. Puedes ir controlando cuántas veces y cuándo consumes más este grupo de alimentos, lo que te ayudará a buscar alternativas o a gestionar mejor tu alimentación identificando momentos que son más fáciles de evitar consumir de este grupo, y otros momentos que son más difíciles (y que puedes seguir permitiéndote su consumo).

Para mi reto necesito comprar

☐ ....

☐ ....

☐ ....

☐ ....

☐ ....

☐ ....

☐ ....

☐ ....

	Lunes	**Martes**	**Miércoles**
Semana 1	Bollería/ ultraprocesados ....☐	Bollería/ ultraprocesados ....☐	Bollería/ ultraprocesados ....☐
	Plato prep./*fast food* ....☐	Plato prep./*fast food* ....☐	Plato prep./*fast food* ....☐
Semana 2	Bollería/ ultraprocesados ....☐	Bollería/ ultraprocesados ....☐	Bollería/ ultraprocesados ....☐
	Plato prep./*fast food* ....☐	Plato prep./*fast food* ....☐	Plato prep./*fast food* ....☐
Semana 3	Bollería/ ultraprocesados ....☐	Bollería/ ultraprocesados ....☐	Bollería/ ultraprocesados ....☐
	Plato prep./*fast food* ....☐	Plato prep./*fast food* ....☐	Plato prep./*fast food* ....☐
Semana 4	Bollería/ ultraprocesados ....☐	Bollería/ ultraprocesados ....☐	Bollería/ ultraprocesados ....☐
	Plato prep./*fast food* ....☐	Plato prep./*fast food* ....☐	Plato prep./*fast food* ....☐

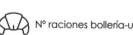 Nº raciones bollería-ultraprocesados/semana: _____

Jueves	Viernes	Sábado	Domingo
Bollería/ultraprocesados ☐	Bollería/ultraprocesados ☐	Bollería/ultraprocesados ☐	Bollería/ultraprocesados ☐
Plato prep./*fast food* ☐	Plato prep./*fast food* ☐	Plato prep./*fast food* ☐	Plato prep./*fast food* ☐
Bollería/ultraprocesados ☐	Bollería/ultraprocesados ☐	Bollería/ultraprocesados ☐	Bollería/ultraprocesados ☐
Plato prep./*fast food* ☐	Plato prep./*fast food* ☐	Plato prep./*fast food* ☐	Plato prep./*fast food* ☐
Bollería/ultraprocesados ☐	Bollería/ultraprocesados ☐	Bollería/ultraprocesados ☐	Bollería/ultraprocesados ☐
Plato prep./*fast food* ☐	Plato prep./*fast food* ☐	Plato prep./*fast food* ☐	Plato prep./*fast food* ☐
Bollería/ultraprocesados ☐	Bollería/ultraprocesados ☐	Bollería/ultraprocesados ☐	Bollería/ultraprocesados ☐
Plato prep./*fast food* ☐	Plato prep./*fast food* ☐	Plato prep./*fast food* ☐	Plato prep./*fast food* ☐

Nº raciones platos preparados-*fast food*/semana: _____

¿TE ESTÁ COSTANDO?

Puede que, aunque parezca fácil, llevar a la práctica en el día a día el cambio que te has propuesto no sea un camino de rosas. Para las barreras que te puedas encontrar, aquí tienes algunos trucos:

Batch cooking y *meal prep*

Muchas veces caemos en consumir platos preparados, pedir comida rápida o en cualquier ultraprocesado listo para consumir porque no tenemos tiempo de cocinar ni tenemos la comida preparada. Por ello, una buena manera de evitar caer en la tentación es tenerlo todo listo.

Por eso, tanto el *meal prep* como el *batch cooking* pueden ser de gran ayuda. El primer término hace referencia a tener las comidas, cenas, desayunos, etc., ya listos para consumir. O, lo que es lo mismo, cocinar un día y tener túpers listos en la nevera y el congelador para los días que no tenemos tiempo.

Además, el *batch cooking*, o cocinar por lotes, puede hacer que sea más rápido y fácil (incluso más económico). Esta práctica se basa en cocinar encadenando preparaciones: un buen sofrito que nos dé pie a preparar varias recetas, un pisto que sirva de primero, guarnición y base para otra receta, o tener arroz cocido para poder hacer ensaladas, revueltos, etc.

En internet hay muchas ideas para poner en práctica ambas metodologías de cocinado. Incluso en el mercado hay libros donde puedes aprender y planificar tu alimentación evitando caer en la improvisación, ya que la mayoría de las veces cuando lo hacemos acaba en un ultraprocesado.

¿Estás listo para seguir avanzando?

Después de acabar tu semana, puede que tengas ganas de seguir mejorando, de introducir el siguiente cambio en tu alimentación. ¿Y cómo lo hago, ahora que el libro termina?

A lo largo de estas páginas ya has visto que el método está dividido en tres niveles de dificultad: no te bajes del carro ahora, ¡vuelve al principio y súbele un nivel al reto! Pero antes de hacerlo, contesta la siguiente pregunta:

¿Cuántos días de la semana has logrado cumplir tu objetivo?

a. Menos de 3 días.
b. Entre 3 y 5 días, incluyendo algún día del fin de semana.
c. Más de 5 días.

Respuesta A: Deberías lograr tu objetivo más días para que el cambio esté asentado. Como no tenemos prisa, prueba otra semana a hacer el reto y a aumentar el número de días que lo consigues.

Respuesta B: Es un buen resultado y si, además, no te ha costado mucho lograrlo, puedes plantearte volver al principio y subir un punto de nivel.

Respuesta C: No lo dudes. Es muy probable que este reto ya esté interiorizado, por lo que lánzate al cambio en el siguiente nivel.

Agradecimientos

A Emilio, por ser incansable a mi lado, apoyo incondicional en los malos momentos y la mejor persona para celebrar los éxitos.

A mis padres, María José y Luis, porque proyectos como este libro os roban tiempo, os generan preocupaciones y por todas las llamadas que aguantáis donde el tema principal de conversación es el avance de un manuscrito.

A mis hermanos, José Carlos y Víctor Manuel, porque no hay mejor pilar donde apoyarse cuando flaquean las fuerzas. Vuestro impulso me lleva a sitios donde jamás había pensado que llegaría.

A Raúl, porque tu salvavidas ha hecho que este libro no naufrague en la desesperación cuando el resultado no era el que esperaba.

A Sara, mi editora, por seguir creyendo en mí, por tu infinita paciencia, tus sabias palabras, y porque cada reunión y llamada de este proyecto siempre acaba con una sonrisa.

A mi Nero. Confidente silencioso, compañero de miradas y acompañante en los momentos de inspiración. Dicen que hacerse adulto es acumular cicatrices en el corazón. Tú me has dejado una que no quiero olvidar jamás.